# いつもと違う高齢者をみたら

## 在宅・介護施設での判断と対応

◆第3版◆

荒井千明 著



医歯薬出版株式会社

This book is originally published in Japanese
under the title of :

ITSUMO-TO CHIGAU KOUREISYA-WO MITARA
— ZAITAKU · KAIGOSHISETSU-DENO HANDAN-TO TAIOU
(What a care giver have to do?
—When noticing the state different from usual of the elderly.)

ARAI Chiaki, M.D.,Ph.D.
Administrator, Director
Hamabe no Shinryoujo Clinic



ISHIYAKU PUBLISHERS, INC.
7-10, Honkomagome 1 chome, Bunkyo-ku, Tokyo
113-8612, Japan

# 第３版発行にあたって

本書は，高齢者施設や在宅で高齢者と向き合っている方々が，立ち往生したときの手引きをめざしてきました．初版（2016年発行）は，介護現場にいる看護師や介護スタッフに向けた急変時対応マニュアル集として発行しました．その後，読者からのお便りや，講師を務めたセミナーでの質疑応答で，看取り対応に苦慮しているとの相談をかなり受けました．そこで第２版（2018年発行）は内容を全面的に見直し，早期発見・早期対応のノウハウと終末期対応を軸に編成しました．

そして，今回お届けする第３版は，新型コロナウイルス感染症（COVID-19）が登場したあとの改訂というタイミングになりました．100年に一度の公衆衛生危機とも称された新興感染症の蔓延期は，誰もが等しく感染リスクを負い，多くの職場に影響が出ました．医療や介護の現場も例外ではなく，病者や高齢者をケアする側の人たちは苦戦を強いられました．

スタッフが感染した場合はもちろんですが，家族の感染によってスタッフが濃厚接触者になると自宅待機となって職場に行けなくなることから，感染を受けていないスタッフは少人数で現場を切り盛りすることになりました．

感染症が流行っていても，高齢者の体調変化は以前と同じように起こります．体調チェックをするスタッフの総数が減れば，ちょっとした変化への目配りが手薄になってきます．この状態が続くと早期発見は難しくなり，体調を崩す高齢者が増えていきます．そのようなときに施設内感染が起こると，現場は混沌とした状態に陥ります．

「Ａさんが発熱した」との連絡を受けて看護師のあなたが居住スペースに入ったら，断続的に咳をしている人や，妙に呼吸のはやい人がいる．さらに傾眠状態の人や，ムセている人もいる．Ａさんを観察すると，以前にはみられなかった足の浮腫みがある．すると「Ｂさんがベッド上で吐いています」と介護スタッフが報告に来た……そんな感じです．

体調を崩し始めた高齢者に何が起きているかを迅速につかみ，緊急措置が必要な人かどうかを的確にさばく力が，以前にも増して求められるでしょう．やがて安定した状態が訪れた高齢者の笑顔をみれば，初期対応の正しさを実感できるはずです．

第３版では，施設内感染と向き合うための留意点や皮下輸液の手順，浮腫みへの対応など，基盤として身につけておきたいノウハウをCOLUMNとしてまとめました．その上で，COVID-19蔓延期やポスト・コロナの時代になっても通用する内容かどうか，総チェックをしてみました．

また，読みやすさ重視の視点に立ってデザインや構成をリニューアルし，検索しやすいよう巻末に索引も設けています．

介護に追われて日々格闘している方々にとって，本書が少しでも助けになることを祈ります．

令和５年　早春　　著者

# はじめに―第1版発行にあたって

「いつもとちがう状態にある高齢者をみたとき何をどうすればよいか」とする声が，介護現場からしばしば聞こえてきます．施設看護師，介護スタッフ，訪問看護師たちは，状況判断の重さにとまどっているのです．

しかし病院に目を移すと，こうしたとまどいの声は，看護師や介護スタッフからほとんど聞こえてきません．その理由を考えてみたことがありますか？

理由は，いくつかあります．ひとつは病院を受診した時点で，受診が必要との判断がすでに下されているからです．また入院中に状態変化がみられたときは医師が対応するため，その指示を待てばよいといった理由もあるでしょう．

ともあれ病院にとって，体調に変化をきたした高齢者はめずらしくありません．たとえば食べられなくなったと来院した場合，原因のひとつに薬剤の関与や感染症があることを，病院スタッフは知っています．介護現場でも知っている人がいるかもしれません．

けれどももし，介護現場に知っている人がひとりもいなかったらどうでしょう．これまでどおりの薬剤や解熱剤を与えながら，根気よく食事提供を続けるのではないでしょうか．

それは高齢者にとっても介護現場にとっても，よいこととはいえません．

善後策を立てようにも基礎知識が足りないとの相談を施設幹部から受けたため，現場判断に必要な医学知識をレクチャーしたことがありました．すると半年もしないうちに現場は変わっていきました．看護師は身体の客観的変化を点でなく線でみられるようになり，介護スタッフたちは身体への興味が湧いたと語るようになりました．病院に搬送したあと長期入院になる例も減るようになりました．

レクチャーしたいくつかの施設でも，似たような効果が得られつつあります．

レクチャー内容をテキスト化することで，対応に悩む現場の看護・介護スタッフたちをいくらかでも救えるかもしれない　――その結果，生まれたのが本書です．

ある症状や状態から，疾患（病名）に至るプロセスについて学ぶ学問を，医療の領域では症候学や診断学といいます．

とはいえ，この本は診断学の書ではありません．

介護や在宅の場で必要なのは医師に求められる診断学でなく，判断力です．この状態は経過観察をしていてよいか，病院を受診したほうがよいか，救急車を呼んでまでしても病院受診をするべきかの判断ができればよいのです．

それには，情報の扱い方，まとめ方，考え方，伝え方も大事になってきます．それらを知ることで“急変した高齢者”への不安が薄らぎ，より好ましい判断ができるようになるでしょう．

介護と医療が融合するための一資料と理解していただければ幸甚です．

平成28年　秋　　著者

いつもと違う高齢者をみたら
在宅・介護施設での判断と対応
第3版

# CONTENTS

## 第3章 「いつもとちがう」に出合ったときの対応事例集 …… 22

## COLUMN



## ワンポイント MEMO

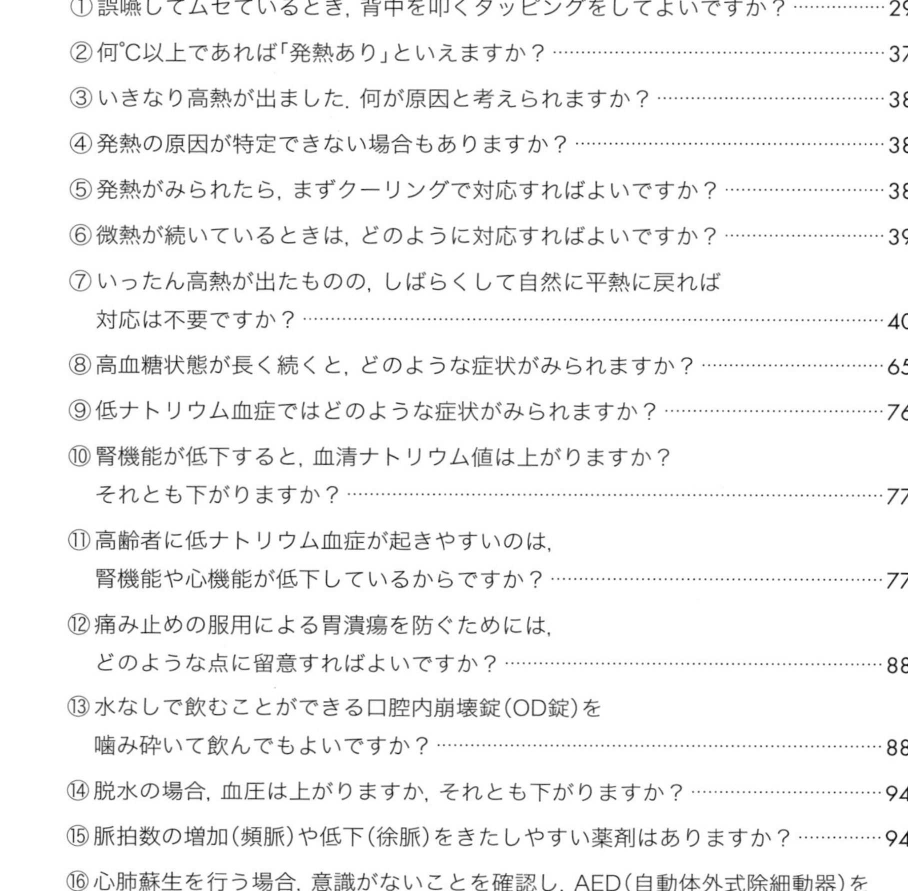

## Q&A

装丁・本文デザイン　株式会社トライ

# 「いつもとちがう」ことへの気づきは，なぜ大切か

医師が介護の現場を訪れる機会はよくあります．

介護の現場に出向いたある日，体調が芳しくない利用者の状況について，聞き取りをしていたときのことです．他人ごとのようなスタッフの態度に驚いたことがありました．必要最低限の答えが返ってこないのです．たとえばこんなふうに……．

**医師**　「この状態は，いつから出ていますか？」

**介護スタッフ**　「ちょっと前にもあったような……．ねえ，○○（介護士）さん，あったよねえ」

**医師**　「体温や脈拍数などバイタルサインの変化はありませんでしたか？」

**介護スタッフ**　「バイタルサインは毎日測っていますが，細かいところは記録台帳を見てみないと……」

**医師**　「先月に病院を受診したとき，担当医はどう言っていました？」

**介護スタッフ**　「さあ．ご家族は利用者さんをこちらに届けたあと，すぐ帰ってしまいましたから，わたしたち聞いていないんです」

## 様子見でよいか，即受診すべきか――判断をせまられる現場

普段から忘れてはならないことがあります．体調が悪いかどうかを判断するのは現場だということです．現場に看護師がいるなら，その判断は看護師に求められます．一方，グループホームや有料老人ホームなど看護師がいない現場で体調のチェックをするのは介護スタッフです．「重要なサインはなかった」と判断したり，「サインはあったが様子をみていればよく，診療には及ばない」と判断したりすることで，受診は見送られます．つまり，意味のあるサインかどうかの判断が現場でできなければ，医師が患者と向き合う機会は消えてしまうのです．

そのような事情は，在宅ケアも同じです．「診療には及ばない」と同居者が判断することによって，家で暮らす高齢者と医師が向き合う機会が失われてしまうことがあります．

## 施設・訪問看護師が感じている重圧

病院は体調が悪くなった人，つまり「患者」を受け入れ，医師の指示命令により回復をめざす機関です．ですから，病院を訪れる受診者は「患者予備軍」です．あたりまえだと思われるでしょうが大事なことです．なぜなら病院に来るまで，その人は「できあがった患者」なのか，それとも「健常人に準ずる状態にある人」なのかわからないためです．

患者であると判断するのは医師であり，その行為は「診断」とよばれます．

医師が判断して患者であると結論を下したのちに入院となった場合，看護師は「患者と決まった人」に接します．つまり「要治療」というカードが貼られた人をみる環境が病院には整っています．病院看護師はその環境のなかで仕事をしています．

一方，施設看護師や訪問看護師は，「患者」かどうかの判断そのものをせまられる環境にいます．施設で様子をみていてよいのか，それとも病院に送らねばならないのか．送るとすれば，いま即刻なのか，それとも明日の朝まで待ってよいものかどうかの判断を下さねばなりません．

判断する行為は診断につながりますから，看護師は重圧を感ずることになります．それは相当な重圧ではないでしょうか．

施設長など施設を統括する立場の人は，施設看護師が自らの役割や専門性を理解し，主体的に実践できるよう，看護師の責務を具体的に示す必要があるでしょう．病院看護師と施設看護師では役割がどうちがうのかをきちんと説明するのです．筆者のイメージを**表 1** に示します．

**表1　施設看護師と病院看護師に求められるスキル・技量のちがい**

<table>
<tr><th></th><th>施設看護師</th><th colspan="3">病院看護師</th></tr>
<tr><th>場面</th><th>施設（特養・老健など）</th><th>病棟</th><th>外来</th><th>救急部</th></tr>
<tr><td>対象</td><td>・非病者と病者が混在<br>・新たな治療が不要の人も多数</td><td colspan="3">・すべて病者（患者）<br>・病気はすでに発生している<br>・いますぐ治療が不要の人はいない</td></tr>
<tr><td>共通して求められるスキルや技量</td><td colspan="4">・対象者の病態を理解できる<br>・看護師としての基本的手技ができる<br>・観察力がある<br>・病態や事情をやさしいことばで伝えられる<br>・高齢者の病態が理解できている<br>・医師からの指示を励行できる<br>・高いコミュニケーション力がある<br>・正確さがある<br>・患者や家族への説明を苦手としない</td></tr>
<tr><td rowspan="2">各現場で特に求められるスキルや技量</td><td rowspan="2">●見極め力　⇒「トリアージ2」<br>・医療機関（病院）受診の決定（至急搬送を含む）<br>・病態発生前の見極め<br>●翻訳力<br>・対家族，対医師，対ケアマネ，対施設長等への正確でわかりやすい説明<br>・介護スタッフとの協働，連携プレー</td><td rowspan="2">・状態の変化を医師に伝える<br>・経時的変化が追える<br>・各科の専門性</td><td colspan="2">・重症度や手当ての緊急度で識別し，優先順位をつける　⇒「トリアージ1」</td></tr>
<tr><td>・他科や地域連携室とのスムースな連絡</td><td>・医師への連絡（病状，アップされた検査データなど）<br>・冷静さ，迅速さ</td></tr>
</table>

## 施設・訪問看護師に求められる「見極め力」「翻訳力」

救急部や災害の現場では，多数の患者が出たときに，手当ての緊急度によって患者を識別し，優先順位をつける「トリアージ」が行われます．これを本書では，便宜上「トリアージ1」とよびます（**表 1**）．

施設や在宅においても，医療機関の受診が必要かどうかを識別するトリアージが求められます．これを本書では「トリアージ2」とよびます（**表 1**）．施設・在宅では，たとえ病名がついていても通常に暮らせている人が大多数ですから，新たな病態が発生すれば治療が必要になってきます．この人たちを選り分けるトリアージが施設・訪問看護師には求められるのです．

トリアージ2がトリアージ1と異なる点は，通常に暮らしている人たちのなかから，治療などの対応が必要な人をピックアップしなくてはならないというところにあります．

つまり，施設・訪問看護師には，医療設備がさもしく，ジャッジする手立てがさしてない環境のなかで，「早急に病院に向かうべきか，それともしばしの猶予が許されるのか」をジャッジする「見極め力」が求められているといえます．

現場では，この見極めが看護師の過去の経験を頼りに直感的になされていることが少なくありません．たしかに，経験に基づいて推論を語る行為も，一概に悪いとはいえないでしょう．けれども，ニュアンスから推論に飛ぶ姿勢は，直感にすぎません．状態が悪化している人の対応を直感に任せる行為には危険が伴います．

「見極め力」は，看護師としての経験よりも，バイタルサインやデータの経時的変化と向き合う力に裏打ちされます．「点」としてのバイタルサインや症状でなく，それらの推移を「線」としてみることで，「何かあるのでは？」と疑う眼が大事なのです．

症状の推移という点では，症状だけでなく，利用者にみられる日ごろの所見（観察できる事柄）も大事になってきます．それらを線としてとらえ，線がよじれていれば手際よくまとめ，他の看護師や介護スタッフあるいは医師という第三者に，正しく，もれなく，コンパクトに伝える力が必要です．

施設・訪問看護師には，「見極め力」に加え，もう一つ必要な力があります．それは，家族の意見を医師に伝え，医師の意見を家族に伝える「翻訳力」です．

終末期や看取りのときだけでなく，いつもとちがう状態がみられたとき，家族と医師のハブ的中継者となって，双方の意見を翻訳しながら伝える役割を担っているのです．「それは相談員やケアマネの仕事では？」と思われるかもしれません．けれども実際に求められる説明は，医学的な根拠や方向性です．

たとえば，家族側が「不自然な延命はしないでください」としながらも，「呼吸が止まったら，心肺蘇生くらいはしてください」と望んだ場合や，「病院への搬送はお願いしたいが，解剖は希望しない」といった意見が出てきたときは，家族への説明が必要です．

あるいは，家族側から，「施設外の病院に行く体力も厳しくなってきたので，すべて施設で対応してもらえませんか？」という要望が出てきたら，それを医師に伝える必要があるでしょう．

また，医師から「臥床時間が年単位になっているから，移乗や介助による骨折リスクを説明しておいたほうがよい．フレイルとかサルコペニアの病態を説明しますから，一度家族をよんでください」といった意見が出たなら，その要旨を家族側に説明する必要があります．

このような場面では，相談員やケアマネジャーより，看護師のほうが正確で，わかりやすい説明ができるでしょう．相手が理解できることばに「翻訳」して伝えるには，最低限の医学的見識が求められるからです．

## 介護スタッフに求められる「正しくとらえる力」「伝える力」

それでは，施設で働く介護スタッフはどういった対応をすればよいのでしょう．望ましい姿勢とは何でしょうか．

結論をいえば，入居者の状態を「正しくとらえる力」をもち，それを情報として「伝える力」をもつこと．この2点が求められる姿勢です．入居者の状態を正しくとらえ，情報として看護師に伝えて，介護スタッフ間でも共有する対応が望ましいのです．介護スタッフからの情報は，「待機か，それとも受診か」のジャッジをせまられる看護師にとって大きな武器になります．

本書のテーマでもある「いつもとちがう」状態が確認されたとき，その状態を情報として伝えるためのチェック項目を並べると，以下のようになります．

- いつもとちがう症状や所見（観察できる事柄）は何か
- 現在のバイタルサインはどうか
- 症状，所見，バイタルサインの変化は，いつから起きているか
- 摂食状況はどうか．変化しているなら，いつから起きているか
- 排便状況はどうか．変化しているなら，いつから起きているか
- 睡眠状況はどうか．変化しているなら，いつから起きているか

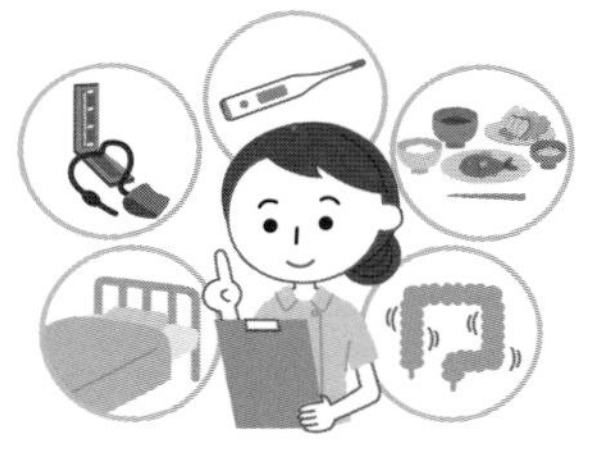

いずれも基本的なことです．何をいまさらと思われるでしょうか．

しかし，これらが見過ごされることで，食べられない状態が続いたり，認知症のBPSD※1（周辺症状／行動・心理症状）が進行したりします．そうなれば対応に苦慮するのは看護師や介護スタッフ，在宅ならば家族です．

## 「いつもとちがう」ときの対応は環境によって異なる

「いつもとちがう状態に出合ったとき，施設と，在宅医療・介護とで対応の差はあるか」と訊かれたことがありました．結論をいえば，差はあります．しかしどちらが秀でているかと問われても，一概にどうとはいえません．

※1 Comment　認知症の症状は，記憶障害（もの忘れ）や見当識障害（時間・場所がわからなくなる），理解力・判断力の低下などの「中核症状」と，易刺激性（ささいなことで不機嫌になる），焦燥・興奮，脱抑制（感情を抑えることができない），異常行動，妄想，幻覚，うつ，不安などの「行動・心理症状」（behavioral and psychological symptoms of dementia；BPSD）の大きく2つに分けられる．

たとえばフットワークは在宅のほうがよいと感じます．いつもとちがった状態がみられたら迷わず受診するケースが多いからです．しかし同居者がひとりだけで対応していたり，昼間働きに出ているため夜間と朝の状態しかわからないような例では，受診が遅れがちになります．

施設はフットワークが悪い印象があります．受診へのこだわりがあるためかもしれません．発熱時の解熱剤投与のように，「受診する前に何かしてみよう」といった対応が施設ではよくみられます．うまくいけばよいですが，そうでない場合は重症化した状態で医療機関にやってきます．

事後処理の再発対応は，施設のほうがよいと感じます．「事後処理の再発対応」とは，何かがあって医療機関を受診して投薬なり入院といった措置になったあと，同じような状況にならないよう防止策を立てることです．

在宅ケアでは同居者がひとりで対応している例が多く，しかもその人は高齢者だったり，頻繁にもの忘れがみられたりします．そのため再発防止のための妙案を告げられても，うまく実行できないことがあります．その点施設では，告げられた妙案を持ち帰って複数の人間が共有することになるので，再発対応がうまくいく例が多いのです．

こうしてみていくと，差を生み出す一番のちがいは「環境」にあることがわかります．

在宅は基本的に「個人の力」によって維持されています．核家族化や高齢社会の到来に伴い，ひとりの高齢者を，ひとりの高齢者がみているケースが増えてきました．そこに訪問診療や訪問看護が入っていくことがあるとはいえ，いつもタイムリーにとはいきません．しかも対応できるのは事前に決められて切り取られた1時間や2時間です．

そこには固有名詞的・個人商店的であるがゆえの良さと，悪さがあります．

一方の施設は，介護に詳しいスタッフがおり，しかも多職種の協働により成り立っています．タイムリーで臨機応変な対応が可能ですから，ケアする人は普通（一般）名詞的であり，チームワーク的といえるでしょう．

しかしそれらはあくまでも総論であって，よいことばかりとはいえません．たとえば規模が小さい施設は我流に走る傾向があります．規模が大きい施設は，悪しき風習が根づく危険があります．これらは「個人商店」にはみられないデメリットです．

## どのような環境下でも情報共有は不可欠

高齢者は，自宅や施設で平穏な暮らしをしているうちはよいのですが，そのうちに体調を崩すことがあります．多くの高齢者には臓器の機能低下があり，横になる時間が増えているぶん足腰も弱っています．加えて，症状をうまく伝えることが不得手だったり，個人差が大きかったりしますから，ちょっとしたことでバランスを崩して入院になる例が少なくありません．自宅や施設から病院に移り，治療を受けたのち自宅や施設に戻るというサイクルを繰り返すのは，むしろ自然なことといえます．

そのような時間を送ったのち，有料老人ホームやグループホーム，さらにサービス付き高齢者向け集合住宅（サ高住）など，あらゆる高齢者施設や自宅で「看取り」を実施する機会は，今後増えていくでしょう．

ところで，人生の最期は余計な介入をしないでほしいと，少なからぬ人が望んでいるとするデータは多くあります．そうであれば施設であっても自宅であっても，めざすところは天寿をまっとうした「自然死」にあるはずです．

反対に，避けたい死や，減らしていきたい死があるとすれば，その代表は「アクシデントによる死」でしょう．たとえばベッドから転落したりフロアで転倒したりして，頭部を打った結果としての不慮の死がそうです．しかし，「その後なんともないから」「食欲が少し落ちているだけ」といった理由から，周囲が見守ってしまうケースがよくあります．

たとえば以下のような事例です．

転倒後，病院を受診して頭部を調べたがなんともなかったと安心していたら，その後２週間ほどして覚醒レベルが低下した．再度病院を受診したところ，医師から「10 日後に，また来院するよう伝えたでしょう．おかしな言動がないか注意していてくださいと，あれほど言ったのに」と注意を受けた．医師は，受傷から発症までインターバルがある慢性硬膜下血腫を心配していたにもかかわらず，情報が職員間で共有されていなかった．

「元気がない」と来院した患者．診察すると，胸水を伴う心不全がみられた．医師が投薬と絶対安静を指示して５日後にまた来るよう伝えたところ，ぐったりした状態で 10 日後にふたたび来院した．「車椅子に座っていても体の傾きが大きいのです」と患者に付き添ってきた介護スタッフが話す．処方薬が切れている上，施設ではレクリエーションに参加していたという．

前者は血腫を除去することで，また後者は絶対安静を守り投薬を徹底することで胸水は消失して笑顔が戻ったのですが，受診後の情報を，介護スタッフ，看護師，相談員，ケアマネジャー，施設長など関係者同士が共有する必要性を痛感させられた事例です．

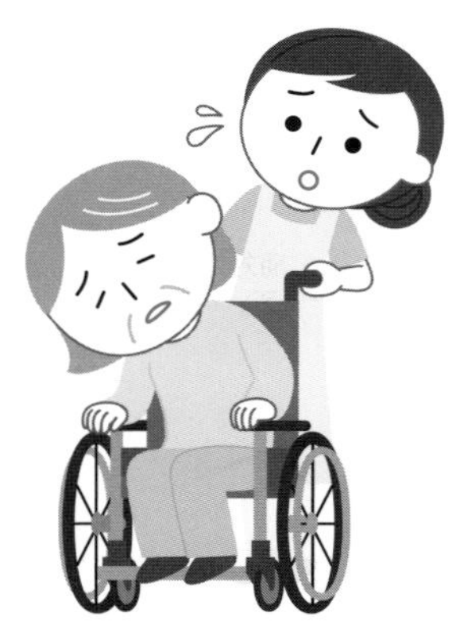

## 「自然死」としての看取りはアクシデントによる死を乗り越えた先にある

放置された肺炎による死や，低血糖，高血糖を放置されたゆえの死などは，避けることのできる死の代表です．「元気がないから，疲れて寝ているだけだろう」といった判断で「観察」していたら手遅れになってしまうケースです．このような原因による死は，自然死としての看取りができなくなってしまう点でも望ましくありません．

「アクシデントによる死」を防ぐ対応のツボはどこにあるかといえば，早期発見・早期対応にあります．医療現場では早期発見・早期治療といいますが，在宅や施設では，早期発見と早期対応が大事になってきます．処置を受けるまでの時間と体力が，利用者の生命を左右するためです．たとえば摂食不良の例であれば，5日前まで食べられていた人が，昨日も食べず，今日になっても相変わらず食べないといった場合，感染症や脱水が生じていたり，心不全の進行があったりする例が大半です．あるいは，2カ月ほど前から「食欲がない．おいしくない」との訴えが続いていた例では，使用している薬剤が不適切な量になっていたりします．いずれも早期に対応すれば症状が改善するため，高齢者といえども早期に手が打たれれば回復する余地は残されていることがわかります（**図1**）．

むろん例外はあります．

たとえば，昨日まで食べられていた人が「突然」食べなくなったのであれば，脳血管障害や心血管障害といった血管トラブル，もしくは腸閉塞など重篤な病態が隠れている可能性があります．医療の手を借りなければもはや打破できない状況にあり，放置されれば臓器の破綻や死が懸念されます．しかし，こうしたことは，減らそうとしたところで限界があります．

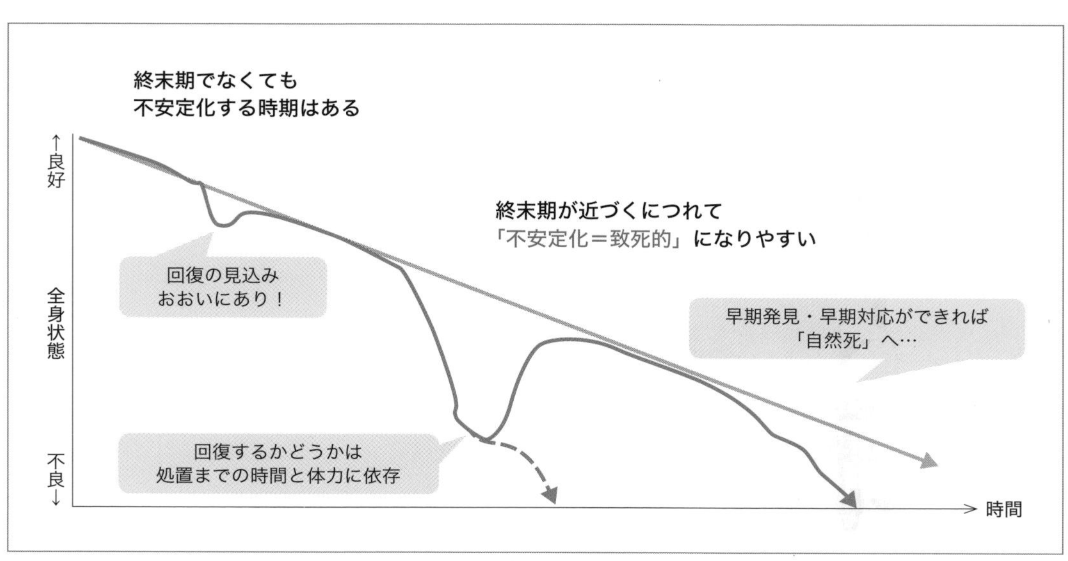


**図1** 加齢に伴う高齢者の全身状態の推移

施設のスタッフや訪問看護師に知っておいてほしいのは，「“看取り”は，アクシデントによる死を乗り越えた“先”にある」という事実です（図２）．

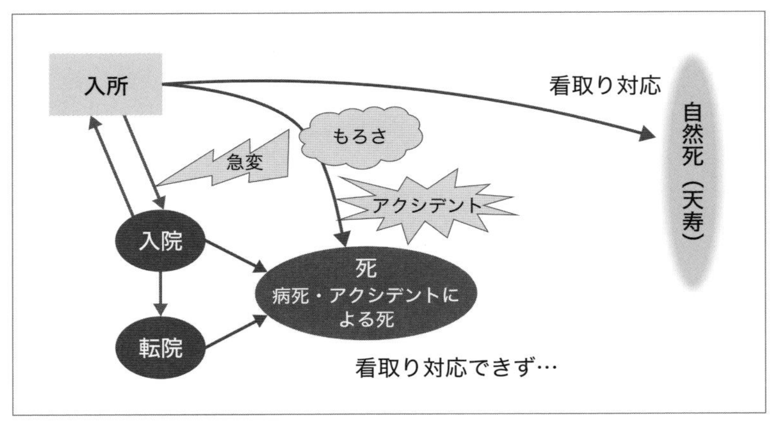


図２ 「自然死」は急変やもろさ，アクシデントによる死を防いだ先にある

## 「いつも」を知り，アクシデントの芽を摘み取る

身体の機能がもろもろ低下し，もはや老衰の域にあると宣言されたあとの死が理想の最期です．そこには時間の猶予が生まれますから，親族や関係者が看送るための時間を得ることができます．最後にお別れするための貴重な時間は，急変を乗り越えた先に確保されます．看取りの機会を確保するためには，事前に起こるアクシデントを首尾よくさばく技量が求められるのです．

アクシデントは，転落や転倒のような一目瞭然の例だけではありません．たとえば上の血圧（収縮期血圧）が 80 ～ 90mmHg だった場合，いつもの値が 90 ～ 100mmHg と低めの人ならば経過観察でよいはずですが，いつもの値が 130 ～ 140mmHg だった人なら，それは異常です．つまり，アクシデントが生じている可能性があるということです．あるいは，日頃もの静かな人が今日も静かであれば，なんら問題はありませんが，いつもは活気があってスタッフを困らせるような人が，昨日も今日も静かであるなら異常とみなければなりません．

「いつも」を知っておくことは，アクシデントの芽を早期に摘み取る武器なのです．

## 介助技量だけで症状を克服しようとしていませんか

高齢者が体調を崩したとき，もし発熱，咳，頭痛といった症状があれば，治療に向けた対応をするはずです．けれども「食べない」といった症状がみられたとき，治療に向けた対応を忘れて，介助技量をもって克服しようとしてはいないでしょうか．

たとえば，急性胆のう炎や胆道炎による食思不振（食欲低下）であれば，肝臓や胆のうを休めるため，治療の原則は絶飲食です．誤嚥性肺炎も同じで，嚥下にかかわる部分を休ませるため，入院となれば絶飲食になります．誤嚥しやすい状況で食事を与えれば，ふたたび誤嚥が起きるでしょう．

食べられないのであれば，食事をスキップ（パス）してしばし見守る——つまり待つ姿勢を積極的に取り入れればよいのです．一，二度スキップしたところで水分（必要に応じてトロミ付き）から与え，問題なく摂取できるようなら食事内容を順次アップしていきます．

逆に，食物を口の中に入れたままいつまでも飲み込まなかったり，苦しそうにしているなら，迷わず病院を受診してください．悠長に構えていると脱水が進んでしまいます．ちょっと待つ勇気と，ダメなら即座に受診するという腹のくくりかたが大事になってきます．

## 原因が複数あるなら対応の前に検索を

第３章でもふれますが，食べない理由は複数あります．一つの結果（食べない）に対して原因があれこれ考えられて絞り込めない，つまり結果と原因が１対１の対応ではない病態に対して無頓着になり，ムリな供食をすることは，望ましい対応とはいえません（**図３**）．

たとえば，のどの痛みや咳という一つの結果に対して，「たぶん咽頭炎だろう」と原因が絞り込めれば，市販の風邪薬を用いることになります．絞り込めたかどうかは思い込みかもしれないのですが，こうした行為をとる背景には１対１対応であるとの解釈があります（**図３**）．

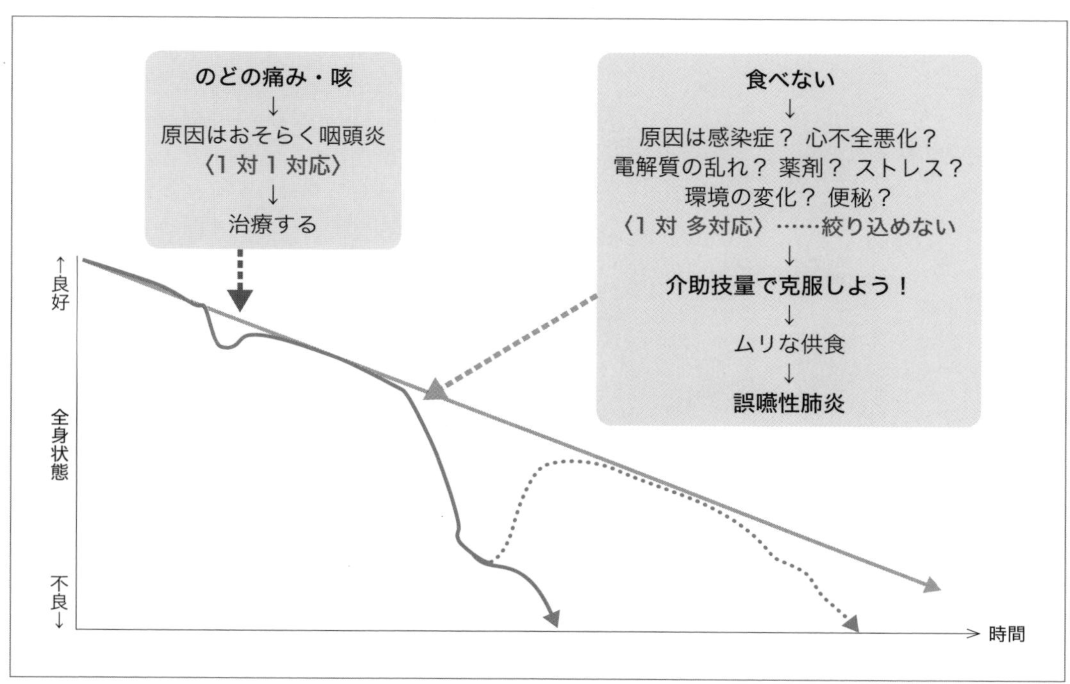


**図3 「1対1対応」と「1対多対応」**
「のどの痛み」のように対処法をある程度絞ることができる「1対1対応」の症状であれば，治療によって速やかに改善することが多い．しかし，「食べない」場合のように，さまざまな原因が考えられ，原因によって対応が異なる「1対多対応」の症状に対しては，原因を検索しないまま「なんとか食べさせよう」とした結果，症状を悪化させてしまいがちである．

発熱という1つの結果に対して即座に解熱剤を使おうとするのも，発熱をもたらした原因が絞り込めると思っている証拠であり，また発熱を悪いことと思い込んでいるためでしょう．しかし，発熱をもたらす病態は感染症，脱水，がんなど複数あります．つまり発熱という結果と，それをもたらした原因も，食べない理由と同様，1対1対応ではないのです．

## 原因検索とスタッフの負担軽減のために医療知識を身につけよう

結果とその原因が1対1対応ではない病態に対し，しばし見守る勇気がもてず，つい介助技量や対症療法で克服しようとしてしまう最大の理由は，ひとえに医療知識の偏りにあります．特別養護老人ホーム「芦花ホーム」の石飛幸三医師が提言して有名になった「平穏死」のような，ソフトランディングへの道をめざすのであれば，介護スタッフや施設看護師，訪問看護師などは原因検索に必要な最低限の医療知識を身につけておいたほうがよいでしょう（**図4**）．

また，スタッフの負担軽減のためにも医療知識は不可欠です．

わたしたちの聞き取り調査では，施設看護師が負担に感じていることの筆頭は，夜間のオンコールでした．自分ひとりで判断し，指示を出さねばならず，判断する行為は診断に近いわけです．つまり「誤った判断をしたらどうしよう」といった重圧が，大きな負担になっているのです．重症者がいればいるほど，その判断は難しくなるでしょう．

そうであるなら，関係スタッフが医療知識に基づいて原因検索を行い，早期の対応ができてい

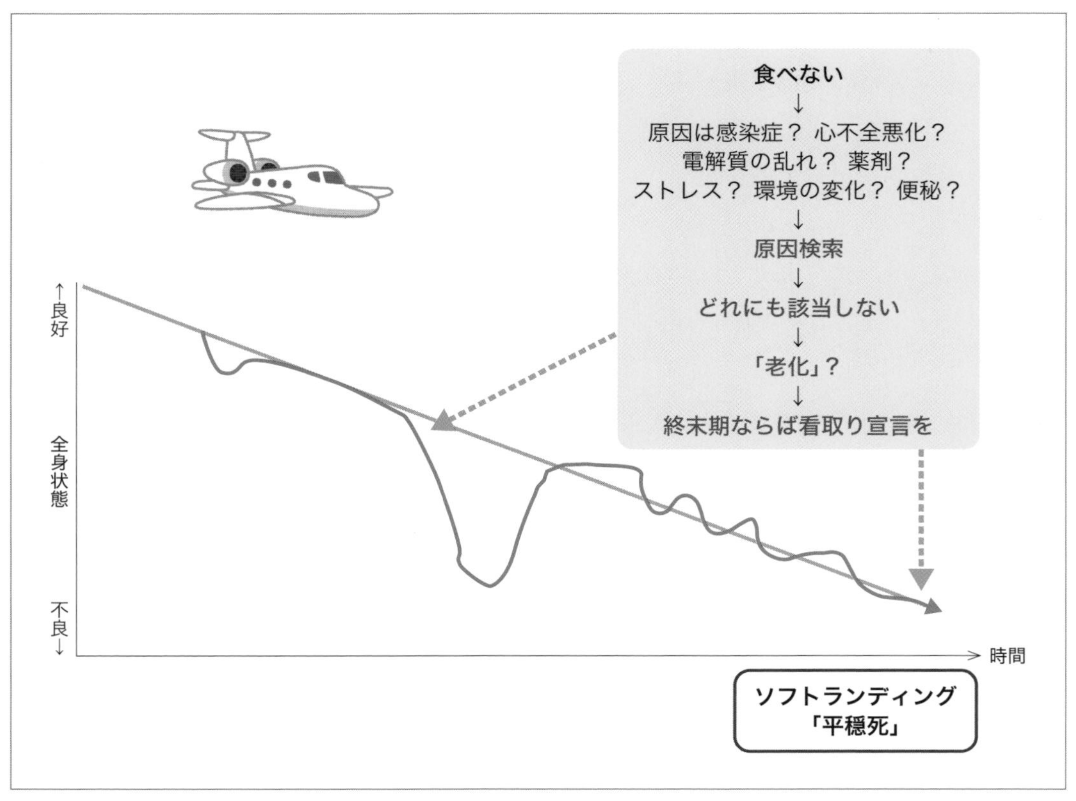


**図4** 1対多対応の症状への望ましい対応

ればいるほど夜間オンコールの件数は減るでしょうし，あれこれ悩む機会も縮小していくはずです．

介護スタッフの負担についても，同じことがいえます．重症者が増えれば増えるほど，介護に割く総量は増えていき，そうなれば状態について看護師と情報交換や意見交換をする機会も増えていきます．医療知識の乏しさから，起きていることに対する見解が異なったり，わからないことが多かったりすればするほど，介護スタッフの負担は増していくのです．

## 介護と看護の意見がまとまらない理由

ここまで，看護師や介護スタッフがいつもとちがう高齢者をみたときにどう対応すればよいかについてお伝えしてきました．

ところで，仮に各スタッフが自身の役割を理解していたとして，高齢者に対する早期発見・早期対応は万全だといえるでしょうか．対応は以前より円滑に進むとみてよいのでしょうか．

あなたはミーティングの場で，こんなやりとりを目にしたことはありませんか？

看護師　「80 歳の A さんは，昨日で 5 日も食べることができていない状態です」
施設長　「ドクターは何と言っていましたか？」
介護スタッフ　「お別れの時間が近づいているのかもしれないと」
ケアマネ　「ご家族の希望は施設での看取りですから，ご家族に連絡しようと思います」
看護師　「しかし，それまでは食べていました．ただ，食べなくなる前から嘔気（はきけ）がすると言っていたのです」
施設長　「……？」
ケアマネ　「……？」
看護師　「調べなくて，いいのでしょうか？」
施設長　「……施設での看取り対応の方でしたよね」
ケアマネ　「しかも，終末期かもしれないとドクターも言っていましたから」

そこで看護師が「食べられなくなったときは，調べてみるべきだと思います．感染症や電解質の異常で食べられなくなることがあるからです」といった意見を述べたとしましょう．その意見を聞いて「なるほど，では病院受診にしましょう」と，その場の意見がまとまれば問題ないのですが，まとまらないことのほうが，実は多いようです．介護スタッフからは「食形態を変えてチャレンジしてみてはどうでしょう」といった意見が出てきたりします．ケアマネからは「A さんは終末期ではないと言いたいのですか？」という意見が出るかもしれません．

看護師はそれらに，どう応えればよいのでしょう．仮に応えることができたとしても，A さんへの対応がそのとおりにならないのだとしたら，理由はどこにあるのでしょう．

これは知識や伝えかたの問題でなく，職制の問題です――．

## 「職制」で意思決定の権限を明確に

「この部分までは介護で責任をもち，この部分からは看護が責任をもって動く」といった職務の分担に関する仕組みが「職制」とよばれます（**図5**）．たとえば誰かが指示を出したとき，それを聞くべきは誰であり，指示の責務は誰にあるかが明示されているなら，職制は機能しているといえます．

小さな施設といえども，指揮命令系統は明示されていなければなりません．「看護師の医療的な意見は，入居者に利益をもたらすから重視すること」と明文化されていたり，施設長がそう指示したりしていれば，問題はまず起きません．

けれども指揮命令系統があやふやだと，せっかく出てきた意見も，単なる感想として宙に浮くことになります．

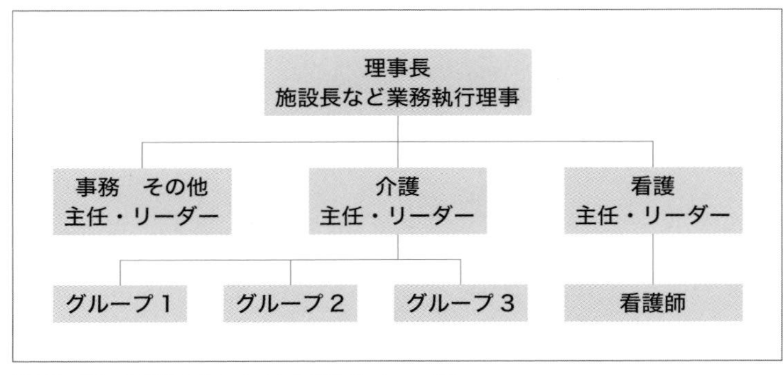


**図5　介護施設における職制図の一例**

施設において介護と看護の関係がよくないといった話を，しばしば耳にします．「え？　連携するのは，あたりまえでしょう？」と思われがちですが，現実はそれほど単純ではありません．理由を考える前に，医療機関の場合を考えてみましょう．

病院や診療所などの医療機関では，医師と看護師の連携はとりやすいといえます．なぜなら人体のメカニズムについて，医師と同様に看護師もひととおり学んで知っているからです．さらに医師が指示したことを看護師がサポートすることは不文律になっているといった事情もあります．

一方，看護師が得意とする技量のなかには，たとえばストーマ管理や口腔内／喀痰吸引のように，医師が後天的な経験として身につけた部分があります．あるいは，そうしたことを知らない医師や，まったくタッチしていない医師もたくさんいるわけです．

そうなると相互に助け合い，協力し合う姿勢がおのずと出てきます．これが連携です．

指揮命令系統は，医師から看護師に向かうベクトルが強いとはいえ，ベクトルは双方向に存在しています．それが「連携」とよばれる本来の姿勢です．

## 介護と看護が連携するための望ましい姿勢

施設での連携がうまくいかない理由は，いくつかあります．たとえば介護スタッフは，人体のメカニズムについて看護スタッフほど教育を受けていません．ですから看護からみれば介護は「何もわかっていない」といった意見が出やすいのです．

一方の看護スタッフは少人数ですから，あれもこれも自分たちの手だけでは完結しません．そこで，バイタルサインのチェックや軟膏塗布を介護スタッフにお願いすることがよくあります．しかし介護スタッフも，余裕がないなかで仕事をしています．たちまち「バイタルとか軟膏とかは看護師の仕事でしょう．なぜあなたがたの仕事を，こちらに振ってくるのですか？」といった意見が，介護スタッフから出てきます．

ですから実際の指揮命令系統をどうするかは，施設長や理事長の判断，指示が大事になってきます．その判断や指示がない限り，介護と看護は，互いにどう連携すればよいかと常に迷い，いつまでも収束しません．けれども連携できないままではいけないのです．実際に利用者から何かを問われたり求められたりしたとき，介護からの答えと，看護からの答えが別々だと，利用者は混乱するからです．受診の場合なら，介護から「受診は明日でよい」と言われ，看護からは「ただちに受診すべき」と言われたような場合です．食事であれば，介護から「本日も普段どおりでよい」と言われ，看護からは「本日だけは絶飲食」と言われたような場合です．

答えは，統一しなければなりません．

職制上の職務は異なりますが，介護と看護が連携するためには，介護は看護の意見を尊重し，看護の指示どおりに実践する姿勢をもつことが望ましいでしょう．

もし看護スタッフからの指示が腑に落ちないなら，理由を問うことも大切です．腑に落ちれば感情的にならず行動できるはずです．「介護スタッフは何もわかっていない」「看護スタッフはなぜ一方的な指示ばかり出してくるのだ」といった意見は，事実のようにみえて，実は感情論にすぎません．

教える側の看護スタッフにも，介護スタッフにわかってもらえるようていねいに説明し，指示の理由を相手がきちんと理解できるように伝えるための技量が求められます．

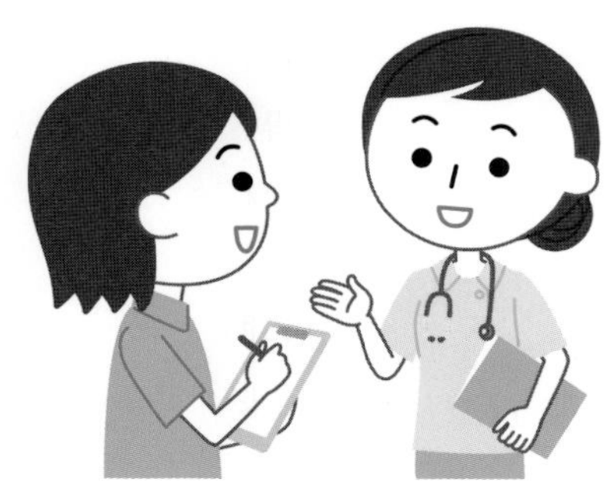

COLUMN 1

# 現場で働くスタッフに伝えたいこと

### ①「未来日記」には気をつけて

業務が立て込んでも記録入力に漏れがないようにと，たとえば「100％完食」「著変なし」などの定型文や，これから測る予定のバイタルサインなどの数値をあらかじめ仮入力しておき，あとで上書きするといった手法があります．看護・介護記録が電子化されている施設ではしばしば採られているようで，筆者はこれを「未来日記」とよんでいます．

けれども，未来日記として打ち込まれた事項が修正されないまま残っていたことで，ウソの記録との烙印が捺されて信用を失った事例を知っています．利用者が病院受診のため不在だったにもかかわらず，その時間帯に昼食を摂ったとの記録やバイタルサインの数値が記録に残されていたのです．

やむを得ない事情があって未来日記を利用した場合には，仮入力のまま業務を終えていないか，終業時のチェックを怠らないようにしましょう．「手際よく業務を終わらせ，さっさと帰る」ために未来日記をやめられない人は，一定のリスクがあることを知っていてください．

### ②できることと，できないことを認識しよう

施設には，「できること」と「できないこと」があります．看護師が常駐している施設と，そうでない施設とでは早期対応力で差が生じます．また，看護師が在籍していても，最低人数の基準がない有料老人ホームと，夜勤の看護師がいない特別養護老人ホームと，夜勤看護師が常駐している介護老人保健施設とでは，対応力に差がついて当然です．できることとできないことがあるのは病院も同じです．急性期型も療養型も，それぞれが得意としている部分と苦手とする部分があります．

環境のちがいを嘆くことなく，できる範囲内でベストを尽くす姿勢を忘れないようにしましょう．

### ③「利用者」と「関係スタッフ」どちらも主役です

②で述べたとおり，施設にはできることとできないことがあります．それぞれの施設の限界を知った上で，危険率をどうやって下げ，安全や安心をどう確保するかを考えて実践に結びつけましょう．

安全や安心が担保されるべき相手，つまり「主役」は，利用者の方であると多くの人が思っていることでしょう．けれども利用者の方だけが主役ではありません．ケアにあたる看護師や介護スタッフ，さらに家族も主役です．同僚スタッフや家族が被る危険率を下げ，過労に陥ることのないよう安全や安心を確保する姿勢は，持続可能なケアを行う上で忘れてはならない要素です．

「ちょっと疲れちゃったな……」と思ったら，あなたの周りにいる主役たちの顔を思い出してみてください．そして，あなたも主役のひとりです．疲れたら「疲れました」と手を挙げていいのです．その勇気をいつももっていてください．

### ④苦しむ人と向き合うためにも，医療の知識はあったほうがいい

介護の場では，拘束や言葉による暴力を厳しく律し，それらに対する研修も盛んに行われています．しかし，緊急対応や観察力に対する研修は，あっても淡白です．研修そのものが少なく，また，研修をしたところでさほど響かないようです．その理由を考えてみたことがありますか？

医療現場では，苦しんでいる人の訴えを聞くのはあたりまえのこと．うまく訴えることができない方と対峙したら，どうすれば訴えを拾い上げることができるだろうと知恵を絞って考えます．なぜなら，苦しみを訴える人と向き合えない姿勢は，仕事を半分以上放棄したことになると思うからです．

一方，介護の場では，「利用者の体調管理はすべて看護師に任せておけばよい」といった姿勢がまだまだ根強いようです．

拘束やあらゆる暴力は能動的な人権軽視ですからピンとくるでしょう．でも緊急対応ができなかったり観察力に欠けていたりする姿勢も，厳しくいえば人権軽視です．対応せず放置する点はネグレクトと同じだからです．この控えめで受動的な人権軽視をしないためにも，医療に関する基礎知識を少し身につけてみてください．高齢者に対する観察力が格段に広がります．

**⑤職場のストレスは，教育で減らせる部分がある**

介護の現場がどれほどのストレス状態におかれているかは，さまざまな報告書にあるとおりです．当事者の人たちが意外に気づいていないのは，“介護の世界特有の”ストレスにさらされている点です．高齢者を相手にする介護現場だからストレスはあって当然だろうと思われがちですが，ストレスは外部環境から湧いてくるばかりでなく，内部環境，つまりスタッフ同士のコミュニケーション不足から湧き出ているケースがかなりあります．「説明がやたらに長い」「的外れな返答に閉口している」との声は，かなり耳にしました．また，「状況説明から始めるため，どこがポイントなのかわからない」「訊いたことに対する返答がいつまで待ってもなく，質問の意味がわかっているのだろうかと首を傾げてしまう例が多すぎる」などの声もあります．

これはひとえに教育の問題です．必要な情報をうまくキャッチできても，伝える方法が拙いと「伝言ゲーム」になってしまいます．重要なこととそうでないこととの区別がつかないと，スタッフのストレスは増すばかりです.「重要なことや緊急事項は結論から話すよう諭す」,「短くコンパクトに伝えるトレーニングを積む」といった職場内教育は，スタッフ同士のストレスを軽減する意味でも大事です．

**⑥決まったことは，きちんとやり抜こう！**

介護施設や訪問看護・介護の場は，職業としての歴史が浅いためか，部下を育てた経験のあるスタッフが絶対的に不足しています．系統的な教育システムが脆弱であることに加え，職制や指揮命令系統があいまいな例もよくみかけます．その結果，たとえば，「再発防止対応が決まっても，同じ事故が頻発する」事態がしばしば起きています．実は，一つひとつの対策が不徹底で「やってみなかったから何も変わらなかった」のですが，「2，3回やってみた」ことを「やってみてわかった」ことと思い込んでいるために，「しなかったこと」と「できなかったこと」があいまいになり，そのうち忘れ去られていくパターンが多いようです．

このような事態の解決策は，「決めごとに対する理由を全員で共有し，ルール違反をしない」ことです．意見を出し合い，話し合いを重ねて決めた内容に対して，「さっきは言わなかったけど，やっぱりできないよね」と言ってやらないのは，ルール違反です.「できない」とする意見があるなら，方向性が決まる「前」に，意見交換の場で出されている必要があります．また，話し合いで決まった手順を自己判断で中止する行為もルール違反です．

話し合いで決まったことに対して，「やらなくて，できなかった」のと，「やれなくて，できなかった」のと，「やってみたけれど，できなかった」の三つは，似ているようでまるでちがいます．皆が総力戦でやってみたけれど「やっぱりできない」というなら，再度意見交換して別案を決めればよいのです．さらに，決定事項がいつの間にか忘れ去られていくようなら，ルールを遵守する姿勢が希薄ということになります．

職種として歴史が浅く，しかも中間管理職の絶対数が少ない職場では，ルールそのものを説明しておく必要があるかもしれません．

第2章

# 症状とバイタルサインのみかた

健康状態が崩れたとき，身体はうめき声をあげています．静かなる声に耳を傾けましょう．
体温や血圧などは「バイタルサイン」とよばれ，生命体がみせるサインとして知られます．
客観的事実を利用することで，思い込みに頼らない判断が下せるようになります．

## 「いつもとちがう」に出合ったら――ささいな情報も見落とさない

さて，普段とちがう状態が確認されたら，どうしたらよいでしょうか？
対応の手順は，図1のとおりです．

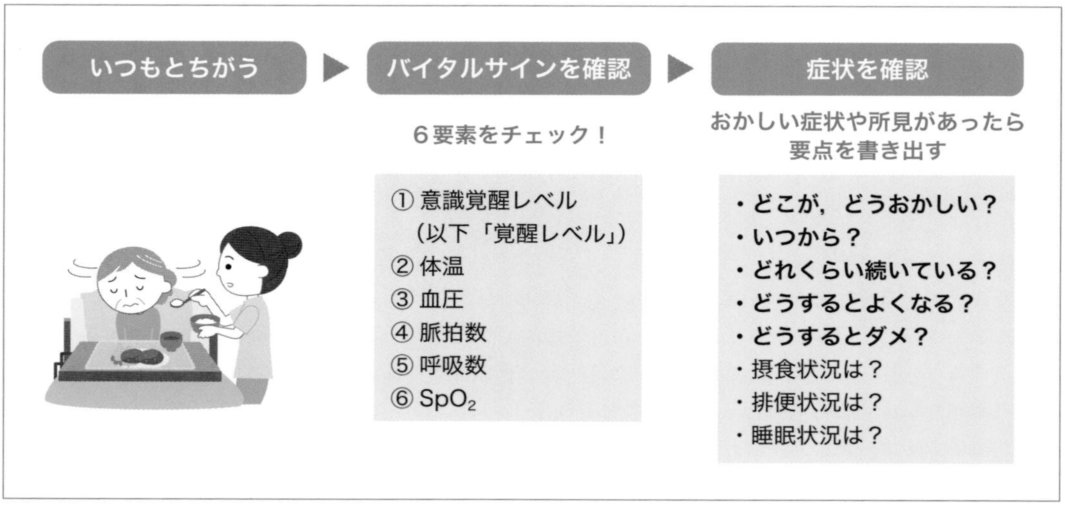

いつもとちがう ▶ バイタルサインを確認 ▶ 症状を確認

**バイタルサインを確認**

6要素をチェック！

① 意識覚醒レベル（以下「覚醒レベル」）
② 体温
③ 血圧
④ 脈拍数
⑤ 呼吸数
⑥ $SpO_2$

**症状を確認**

おかしい症状や所見があったら要点を書き出す

・どこが，どうおかしい？
・いつから？
・どれくらい続いている？
・どうするとよくなる？
・どうするとダメ？
・摂食状況は？
・排便状況は？
・睡眠状況は？

図1 「いつもとちがう」に出合ったときの対応の手順

これらの「情報」をまとめて，同僚や医師に正しく伝えなければなりません．病院に搬送するときも，これらの情報を救急隊に伝えてください．搬送先の医療機関で役に立ちます．

次の事例をみてみましょう．単純にもみえるバイタルサインが，いかに大事かわかるはずです．

**事例**

76歳，女性．トイレで嘔吐．すでに流してしまったが，血液らしい吐物が点々と付着していた．

**バイタルサイン**：**体温** 38.9 ℃，**血圧** 124/76mmHg，**脈拍数** 128/分

たったこれだけの情報から，どう考えて対応しますか？

**対応①**「高熱があるけれど，血圧は低くないからクーリングと解熱剤だよね」

→× 「点々と付着していた血液らしい吐物」という情報に対する対応がなされていません．

**対応②**「ショックに移行するかも．吐物に血液が混じっているから緊急内視鏡が必要．救急要請する」

→○ 嘔吐して数時間後に病院搬送されたこの事例は，緊急内視鏡で出血性胃潰瘍と胆道炎が確認されました．

**事例**

74歳，男性．だるさ（倦怠感），呼吸苦あり．昨夜ベッドから滑落し，腰痛を訴えている．

**バイタルサイン**：**体温** 36.7 ℃，**血圧** 170/90mmHg，**脈拍数** 110/分，
**呼吸数** 30/分，**$SpO_2$** 94 %

**対応①**「呼吸苦といっても $SpO_2$ は良好だから大丈夫．呼吸がはやいのは腰痛のためか？ 骨折か？　痛み止めを出してもらおう」

→×

**対応②**「呼吸数が 30/分で，$SpO_2$ が 94 %．呼吸数が多く，$SpO_2$ も低いので原因検索が必要．病院受診する」

→○ 胸部単純エックス線検査が行われた結果，胸水貯留を伴う心不全が認められました．血液検査からも進行した心不全が確認されたため入院となりました．

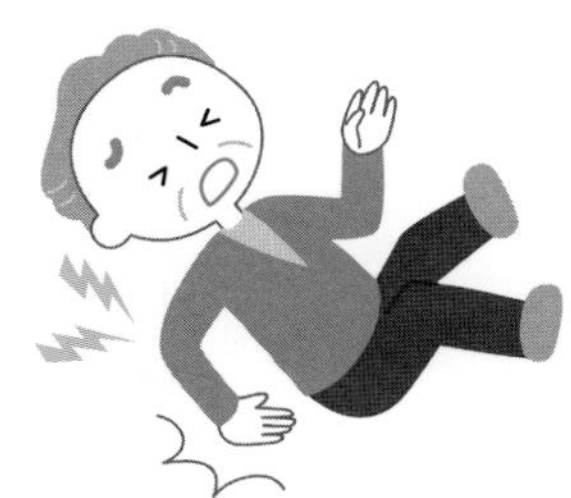

知っておいてほしいのは，心不全や胸水のことではありません．1 分間に 30 回という呼吸数が異常であり，$SpO_2$ も低いということです．

「ともかく異常だから，病院に送ろう」という判断が必要です．

**事例**

82歳，女性．発熱あり．食思不振あり，元気がなく，ぐったりしている．
**バイタルサイン**：**体温** 37.5 ℃，**血圧** 114/50mmHg，**脈拍数** 110/分
**普段のバイタルサイン**：**体温** 36.5 ℃，**血圧** 130/60mmHg，**脈拍数** 70/分

このような事例の場合は，どうでしょう？

**対応①** 「食べていないから元気がなく，ぐったりしているのではないか？
熱があるから脈拍数が多少多めなのかも．様子をみよう」
→×

**対応②** 「体温上昇と脈拍数増加があるから，細菌感染症ではないか？　病院受診が必要」
→○

ちょっと詳しくなりますが，脈拍数が多く，熱があるときに参考となる法則として，Δ（デルタ）20 ルールがあります（**図 2**，p.73，p.82 参照）．

現在の脈拍数－普段の脈拍数＝Δ脈拍数
現在の体温－普段の体温＝Δ体温

**Δ脈拍数／Δ体温　＝　　＞ 20　⇒細菌感染の可能性が高い**

**図2　Δ（デルタ）20ルール**

この事例では「Δ脈拍数（現在の脈拍数－普段の脈拍数）／Δ体温（現在の体温－普段の体温）が 40（110 － 70/37.5 － 36.5 ＝ 40/1）．20 より値が大きいから細菌感染かも？」と考えられます．

結局このケースは，尿路感染症による敗血症で即日入院となりました．

このように，バイタルサインは状態を見極める上で強力な武器になります．たかがバイタル，されどバイタルです．

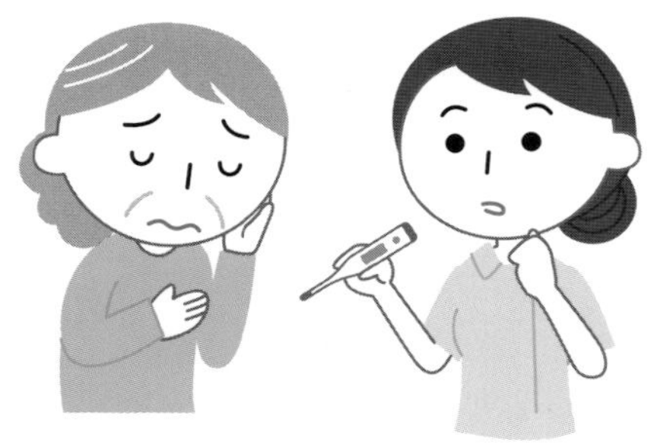

## うまく活用したい「パルスオキシメータ」

在宅でも施設でもぜひ利用してほしい器具にパルスオキシメータがあります．

一家に一台，自動血圧計とパルスオキシメータという時代がやってくるかもしれません．

血液の酸素分圧を知るために，医療現場では動脈血のガス分析がよく行われます．動脈に針を刺して専用容器で採血して，すみやかに器械で測る方法です．

動脈血ガス分析で得られる数値を**表 1** の左欄（動脈血酸素分圧 $PaO_2$）に示します．

急に呼吸状態が悪くなった時，$PaO_2$ が 60（単位は mmHg または Torr）に満たないなら，酸素吸入がただちに開始されます（どれくらいの酸素量がよいかは血液中の二酸化炭素量にも関係するので，これ以上ふれないでおきます）．

一方，$PaO_2$ が恒常的に 60 に満たないのであれば，在宅酸素療法の導入が検討されます．

つまり $PaO_2$ において「60」という数値は，呼吸によって得られた酸素が全身にうまく供給されているかどうかを判断する上で，分岐点になる値なのです．

パルスオキシメータは被検者の指先などに専用プローブを装着して，経皮的動脈血酸素飽和度（$SpO_2$）を測る機器で，臨床では「SAT（サット）」「$SpO_2$」「サチュレーション」などとよばれます．血液を採取して測定する $PaO_2$ と異なり，$SpO_2$ は簡便かつ非侵襲的に測定できるため頻用されています．

$SpO_2$ は $PaO_2$ と相関があります（**表 1**）．在宅酸素療法導入の分岐点となる**「$PaO_2$ 60mmHg」に相当するパルスオキシメータ値は「$SpO_2$ 90 ～ 91 %」です．**

**つまり $SpO_2$ が 89 や 85 など，90 以下であれば「おかしい（異常がある）」ということになります．**

**表1　動脈血ガス分析測定値（$PaO_2$）とパルスオキシメータ測定値（$SpO_2$）の対応**

| $PaO_2$（動脈血酸素分圧） | $SpO_2$（動脈血酸素飽和度） |
|---|---|
| 104（mmHg）以上 | 98（%）以上 |
| 82 | 96 |
| 76 | 95 |
| 71 | 94 |
| 67 | 93 |
| 64 | 92 |
| 61 | 91 |
| 59 | 90 |
| 57 | 89 |
| 50 | 85 |

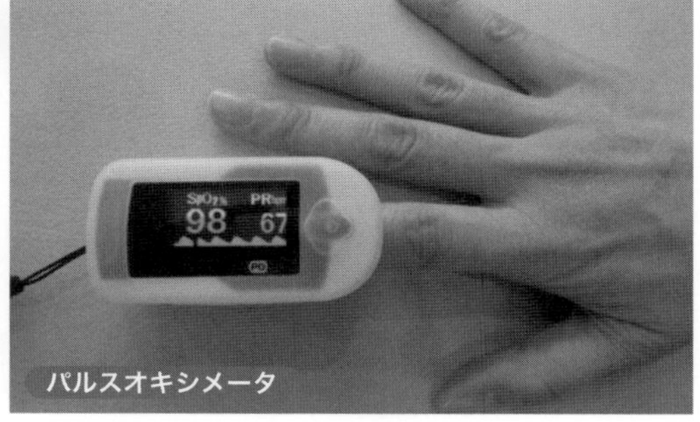

パルスオキシメータ

$PaO_2$が60mmHg未満では呼吸不全➡在宅酸素療法

☞ **$SpO_2$が90%以下なら，呼吸不全の可能性大**

$SpO_2$ を有効に活用するために必要なことが2つあります．

1つは，**普段の値を知っておくこと**です．たとえば常に94％に満たない人であれば，「$SpO_2$ が低めですが，何か原因があるのでしょうか？」と医師に伝えて原因を尋ねてください．「高齢者は軒並み値が低い」と言う人がいますが，それは思い込みであり暴論です．

もう1つは，**測定するとき手指が冷たいと正しい値が出ない**ということです．冷たいままでは驚くような低い値が出てしまい，正しい情報が得られません．手指が冷えているときは，蒸しタオルで温めてから測定する習慣をつけてください．蒸しタオルの温度は熱めの湯くらいがよいですが，やけどさせないよう注意が必要です．

## バイタルサインの異常と変化をみる

バイタルサインは，年齢により〔新生児（1～28日）／幼児（1～12カ月）／小児（1～9歳）／青少年～成人（10～64歳）／高齢者（65歳～）〕基準範囲が異なります．

高齢者のバイタルサインの基準範囲を**表2**に示します．このなかで，1項目でも異常すぎる値があったら，緊急事態であることがあります．その数値（緊急異常値）も**表2**に示しておきます．

**表2 高齢者におけるバイタルサインの基準範囲と緊急異常値**

| 項目 | 基準範囲 | 緊急異常値 |
|---|---|---|
| 血圧（収縮期/拡張期） | 90～139/60～89mmHg | 収縮期血圧が90mmHg未満 |
| 脈拍数（心拍数） | 60～90/分 | 50/分未満あるいは130/分以上 |
| 呼吸数 | 12～20/分 | 25/分以上あるいは8/分未満 |
| 体温 | 36.0～37.0℃* | 38.0℃以上または35.0℃未満 |
| $SpO_2$ | 96％以上 | 90％未満 |

*：一般的に，37.2℃以上か，平熱より1.3℃以上高ければ発熱ありと判断する．

第3章でもふれますが，**呼吸数は他の要素より大事です**[※1]．呼吸数が増し，不穏状態にある場合は，ショックに陥っている可能性があります．

頼りになるバイタルサインは，状況を知るためのワンポイント情報というより，**時間的な変化を追っていく姿勢が大事**なのです．状態が悪化しつつあるかどうかは，バイタルサインの変化によって想像できるからです．

## 摂食・排便・睡眠のチェックも忘れずに

さて，バイタルサインのほかにも，確認しておきたい大事な要素が3つあります．

摂食状況，排便状況，睡眠状況です．

---

※1 Comment

・呼吸数は30秒測り，その値を2倍する．
・呼吸は「吸気：呼気：休息」＝「1：1.5：1」．
・測られていることを意識すると呼吸周期が変わってしまうため，悟られないように測る．
・わかりづらいときは聴診器の「ベル型」を口元に当てて数える．

**①摂食**

急に食べられなくなった場合，背後にはなんらかの異常が潜んでいます．それらは放置していても改善せず，大半は医療的対応を必要とします．

**②排便**

排便状況は腸閉塞といった消化管疾患への対応だけでなく，認知症のBPSD（p.4の脚注参照）を悪化させないためにも有益な情報です．慢性的な便秘で，その都度，坐薬や浣腸を使うようになってきた例では，認知症のBPSDがないかチェックしてください．排便コントロールを見直したらBPSDが改善したという例はよく経験するところです．

**③睡眠**

睡眠状況を知ることは昼夜逆転を防ぐだけでなく，精神面の安定が保てているかどうかの目安になります．気になることがあったり，せん妄やBPSDが生じていたりすることがある一方，不適切な薬剤が関与している場合もあります．

夜に眠れないと，昼の時間帯に寝るという昼夜逆転が起きてきます．ホルモンに代表される生体内微量調整物質は日内変動をしていますから，昼夜逆転は微妙な変化がさまざまなところに波及して大きなゆがみをもたらします．それでなくとも諸臓器に機能低下がみられる高齢者では，不利益が一気に増幅してしまうのです．

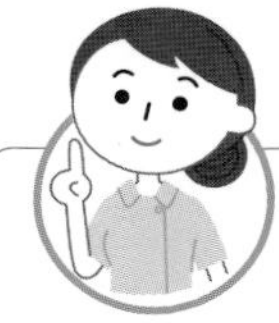

ワンポイント MEMO

**①「終末期」「人生の最終段階」の定義**

本書でたびたび登場する「終末期」の定義については，倫理哲学的な問題のためか，現時点でも明確な定義はないようである．一方，厚生労働省（以下，厚労省）や関連学会では「終末期」という言葉が「人生の最終段階」との表記に置き換わりつつある．この動きは2018（平成30）年に厚労省が出した「人生の最終段階における医療の決定プロセスに関するガイドライン」を受けてみられるようになった．しかし，終末期に代わる「人生の最終段階」を規定した部分が見当たらないため，終末期の定義については現在も医療機関判断となっている．

たとえば，JA新潟厚生連小千谷総合病院では，「人生の最終段階における医療・ケアの指針」のなかで，終末期の定義として「患者が適切な治療を受けても回復の見込みがなく，かつ，死期が間近と判定された状態の期間．期間とは，老衰を含め回復が期待されないと予測する生存期間．《2週間以内・1ヶ月以内・数か月・不明》等を示す」と明記している．また，富山市立富山まちなか病院の「人生の最終段階における医療・ケア指針」にも，終末期の定義として「患者が適切な治療を受けても回復の見込みがなく，かつ，死期が間近と判定された状態の期間」との文言をみることができる．終末期を定義しない限り，医療機関では人生の最終段階と向き合うことができないためと想像される．

「人生の最終段階」とは，自分を含めた誰かの行く末を生存者側が想像して呼んだ表現であり，「終末期」とは，これまでも医療現場でみられてきた非可逆的状態を示す表現であると筆者は考える．よって，本書における終末期の定義も「適切な治療を施しても回復の見込みがなく，死期が間近と判定された状態」としたい．

# 第3章

# 「いつもとちがう」に出合ったときの対応事例集

## 事例を通して「様子見」と「受診」の分岐点を考えてみよう

第1章では，高齢者の「いつもとちがう」状態に気づき，対応することがなぜ大切なのかについて解説し，第2章では「いつもとちがう」と気づいたときにまず確認しておきたいバイタルサインと症状のチェックポイントをお伝えしました．この第3章では，介護施設や在宅ケアの場で実際に「いつもとちがう」状態に出合ったとき，どのような対応が望ましいかについて，さまざまな事例を通して具体的に考えてみることにします．

「いつもとちがう状態がみられるなら，病院を受診すればいいではないか」と思うかもしれません．しかし考えてほしいのです．今日は食欲がなく食べたくないと思ったり，体温を測ったら37.5℃だったり，ちょっとお腹が痛いなあと感じたとき，あなたは迷わず医療機関に行きますか？「時と場合によるし，程度にもよる」といった人が多いのではないでしょうか．

意識的であっても無意識であっても，症状がでたらまず自分なりに考えるといった行為を健常人はとります．その結果，様子をみることもあるはずです．症状が緩和されれば受診がいったん棚上げされることもあるでしょうし，そのうち忘れてしまうかもしれません．けれども半日経っても状態が改善せず悪化するばかりなら，薬局に行って薬を買おうと思ったり，医療機関を受診しようと思うでしょう．

大事なのは，その判断です．待つか，待たないか，それとも薬局でいいか，病院に行くか――．

判断の拠りどころになるのは，自分の経験と判断力です．

けれども介護施設や在宅でケアしているスタッフにとって，高齢者がみせる「いつもとちがう」状態は，直接体験することができません．スタッフはあくまでも観察者であって，変化した状態は間接的にくみ取れる事象に過ぎないのです．判断がブレる理由はそこにあります．

しかも施設スタッフは，つい「受診を先延ばしにする」傾向があります．理由は，スタッフの負担が増す点にあるようです．付き添うスタッフが現場を離れることで一人当たりの仕事量が増したり，受診後の報告や記録作成の業務が発生して残業が増えるため，できれば避けたいとする意見が多いようです．受診せずともそのうち良くなったという成功体験も，先延ばしにしたい気持ちを後押しするのでは，と語った人もいました．

たとえば，便秘による嘔吐，着ぶくれや布団のかけすぎによる発熱はそのうち消えてしまうことがあるため，受診しなくてもよかった成功体験になるでしょう．一方で，受診すればまず長期入院となる典型として，誤嚥性肺炎があります．誤嚥性肺炎は自然治癒が望めない病態ですから，経過観察している時間が長ければ長いほど重篤化していきます．つまり受診しなかったことが失敗体験に直結する代表疾患といえます．

現在，筆者が配置医をしている特別養護老人ホーム（以下，特養）では，発熱がみられた入居者すべてに対して尿のチェックをルーチン化し，尿路感染症が確認されたらその時点で一時的に食事を止め，抗菌薬注射による対応を開始しています．この対応により，それまで年に10回，14回とみられた誤嚥性肺炎による入院は，2～4例に減っていきました．早い段階で尿路感染症の芽を摘むことが誤嚥性肺炎の予防になると考えた理由は2つありました．ひとつは，筆者が病院に勤務していた頃，搬送ののちに誤嚥性肺炎として即日入院となったほぼ全例に尿の汚濁がみられた点があげられます．もうひとつは，発熱を伴う尿路感染症（腎盂腎炎）では発熱がみられたあと，多くはいったん解熱するものの，半日ほど経つと例外なくふたたび発熱しているとの事実がありました．

この二点から，不慮の誤嚥性肺炎では，①尿路感染症は不快感を伴い，嘔気を訴える例も多いが，食事に介助を要する人は「食べたくない」とうまく訴えることできない，②解熱したことで「元に戻った」と安心したスタッフは，これまでどおり食事を提供するはず，③体調不良を訴えることができない高齢者は，摂食サポートを受けるがままとなり，ずるずると誤嚥してしまう，といったパターンがかなりあるのではないかと推測されたことから，現在の対応が生まれました．

ともあれ，「受診したらいつも長期入院になってしまう」というパターンにならないために，まず自分たちの都合や成功体験を棚上げしてみましょう．高齢者の体調を見極めてタイムリーな受診ができれば高齢者は助かりますし，スタッフの負担も減り，やがては成功体験になっていくはずです．

この章では，「受診してみたらこんな結果だった」という結論を提示することで，しばらく様子をみていてよいときと受診すべきときの分岐点はどこにあったのかを，一つひとつ考えてみようと思います．

これから，いくつもの病態が出てきます．「何かおかしい」と感じたあと，「自分ならどうするか」と考え，そのあと，「どう対応すればよいか」の部分を読んでみてください．

最初からすべて理解しようと気負う必要はありません．大事なことは，最終的にどのような対応をすればよいかであり，そのための根拠は何か，という点にあります．

そこに注力して読み進めてください．

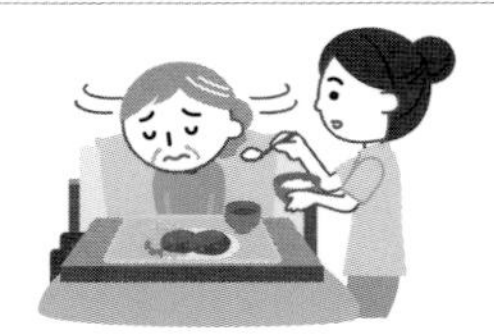

# 1. 食べない

高齢者ケアの現場では，しばしば利用者の拒否にあいます.「したくない」という高齢者に対してどう対応するか．介助者の腕の見せどころです.

たとえば,「食べたくない」と言われたり，食事介助でスプーンを口元に持っていっても拒否されたり，飲み込まないといった光景に出合ったりしたとき，どうすればよいのでしょうか…….

そこも「腕次第」?　基本に戻って，まず「食べない」状況について考えてみましょう.

## 事例①　「なんとなく気持ちが悪く，味がしない」と言うAさん

**概　要**

- **70歳，女性，在宅．脳梗塞およびその後遺症，高血圧症，症候性てんかん，認知症，腎機能低下，心房細動，心不全，骨粗鬆症あり.**
- 脳梗塞と心不全の治療をしたあと退院し，入院していた病院の外来に月1回通院して半年になる.
- 直近の受診は1週間前．主治医との話は3分で終わり，採血して帰ってきたので，食事量が減ってきたことについては伝えられなかったとのこと.
- 自宅を訪れた訪問看護師から「このところ食べなくなっているようだ」と往診医に電話連絡あり．Aさんが言うには「なんとなく気持ちが悪く，味がしない」とのこと.
- 主食1割，副食1割が平均的な摂食量だが，おやつは10割と良好で，カステラやどら焼きなどスポンジ状の菓子類を好む.
- 往診時は笑顔なし．嘔吐・下痢なし.
- 往診前のバイタルサインの報告なし.

**使用薬剤**

- **骨粗鬆症に対して➡**アレンドロン酸ナトリウム水和物（ボナロン®35mg）1回1錠/週1回/起床時.
- **心房細動と心不全に対して➡**ワルファリンカリウム（ワーファリン1mg）1回2錠/1日1回/朝食後，ジゴキシン（ジギタリス製剤，ジゴシン®0.125mg）1回1錠/1日1回/朝食後，フロセミド（ラシックス®20mg）1回1錠/1日1回/朝食後.
- **高血圧症に対して➡**ニフェジピン徐放剤（セパミット®-R 10mg）1回1錠/1日2回/朝・夕食後.
- **症候性てんかんに対して➡**バルプロ酸ナトリウム（デパケン®200mg）1回1錠/1日3回/毎食後.
- **その他➡**ファモチジン(ガスター®D 20mg)1回1錠/1日1回/朝食後，センナ(アローゼン®0.5g)1回1包/1日1回/就寝前.

### ▶共有すべき情報は何か

・脳梗塞，症候性てんかん，腎機能低下，心不全などがある.
・このところ食べない．なんとなく気持ちが悪い．味がしない.

### ▶ほかに確かめることは何か

・服用している薬剤内容.
・「このところ食べない」というのは，具体的にいつからか.

### ▶どう対応すればよいか

「なんとなく気持ちが悪く，味がしない」という訴えから，気分ムラによって食べない状態ではなさそうである．➡**医師に連絡する（今回の対応でよい）**

### ▶どのような状態（病態）が想定されるか

薬剤量不適切（過量），微量元素不足，頭蓋内圧亢進（脳腫瘍，脳血管病変など），感染症，心不全の悪化，電解質異常など.

**その後の経過・診断**

・看護師から連絡を受けた往診医が，薬剤の血中濃度を測定した.
・バルプロ酸ナトリウムの血中濃度は問題がなかったが，心不全の治療薬ジギタリスの血中濃度が2.6ng/mL[※1]と高かったため，**ジギタリス中毒の疑いあり**と診断し，服用していたジゴキシン量をいったん0.05mgに減量，その後0.1mgと調整をした.
・薬剤調整について，病院の主治医に文書で連絡し，その後の受診で同剤は正式に減量され，0.125mgの半錠（0.0625mg）となった.
・1カ月後のAさんの摂食量は，主食10割，副食10割と完全に戻った．その後も同剤の血中濃度は適量（1.4～1.6ng/mL）で，摂食状態も安定している.

**診断の根拠**

・薬剤ジギタリスの血中濃度が高かった.
・ジギタリスの量が多いジギタリス中毒では，食思不振（食欲低下），嘔気，嘔吐，下痢，腹満感，動悸，めまいといった症状がみられる.

### ▶医師からのアドバイス

高齢者は，しばしば腎機能が低下しています．Aさんは腎機能低下があり，その結果，ジギタリスという薬が過剰になっていました．ジギタリスの血中濃度が高くなると，まず吐き気や食思不振が出てきます．ジギタリスは腎経由で代謝排泄されるため，腎機能が低下している例では通常量の1/2や1/4が至適量だったというケースがあり，Aさんの例もそれにあたります.

※1 Comment　ジギタリスの有効血中濃度は一般に0.8～2.0ng/mLとされている．Aさんの値（2.6ng/mL）は2.0ng/mLを上回っており，中毒域にある.

心不全やぜんそく，てんかんに対する薬剤には，定期的な血液検査を要するものがあります．薬物処理に関係する臓器として知られる肝臓や腎臓の機能が低下している例では，薬物の過剰状態になりやすいため，定期的なチェックが必要になってきます．他の薬剤による影響で血中濃度が変動することもあります．

ともあれ，薬剤が原因ではないかと疑うことができるのは医師か，看護師か，薬剤師です．

## 事例② 嘔吐・発熱があり，急に食べられなくなったBさん

**概 要**

- **76歳，男性，施設入所．認知症，糖尿病，前立腺肥大症，肥満症あり．**
- **昨日未明2：20** 未消化物の嘔吐あり．体温 38.9 ℃，血圧 124/76mmHg，脈拍数 128/分※2．普段の習慣から，**$SpO_2$と呼吸数は測定せず．**施設スタッフが看護師に電話連絡した．
- 看護師から，施設内に常備してあった解熱剤（インドメタシン）坐薬と，制吐剤〔ドンペリドン（ナウゼリン®）〕坐薬を使うよう指示があり実施．
- その後のバイタルサインは，
  **4：00** 体温 38.1 ℃，血圧 99/60mmHg，脈拍数 116/分※2，
  **7：00** 体温 37.3 ℃，血圧 92/54mmHg，脈拍数 100/分※2．
  ぐったりして朝食が摂取できなかったため，糖尿病の薬〔ボグリボース（ベイスン®OD）とシタグリプリンリン酸塩水和物（グラクティブ®）〕を抜き，他の薬剤は投与した．
- **昼前**の体温は37.0 ℃，昼食は介助にてどうにか5割摂取した．
- **14：00** 施設介護スタッフから「糖尿病薬の今後をどうするか」と往診医に電話連絡あり．
- **15：00** 医師往診．スタッフによると，前日の夕食までは10割摂取できていたとのこと．排便状況も2～3日に一度の頻度であることを確認．意識清明，活気なし，寒気・疼痛なし．腹部触診で圧痛あり．血液検査と尿検査を実施．
- **18：00** 検査機関から異常値を示すファックスが届いたため，病院に救急搬送となった．

**使用薬剤**

- **糖尿病に対して➡**ボグリボース（ベイスン®OD 0.3mg）1回1錠/1日3回/毎食直前，シタグリプリンリン酸塩水和物（グラクティブ®50mg）1回1錠/1日1回/朝食前．
- **前立腺肥大症に対して➡**タムスロシン塩酸塩（ハルナール®D 0.2mg）1回1錠/1日1回/朝食後．
- **認知症に対して➡**ドネペジル塩酸塩（アリセプト®D 5mg）1回1錠/1日1回/朝食後．
- **その他➡**グルコン酸カリウム（グルコンサンK® 5mEq）1回2錠/1日3回/毎食後，ファモチジン（ガスター®D 20mg）1回1錠/1日1回/就寝前．

※2 Comment 体温，血圧，脈拍数が徐々に低下していることがわかる．

### ▶共有すべき情報は何か

・嘔吐した．

・昨日未明に38.9℃の発熱あり．脈拍数 128/分．

・解熱剤（インドメタシン）坐薬と制吐剤〔ドンペリドン（ナウゼリン®）〕坐薬を実行した．

・その後のバイタルサインの変化．

・朝食摂取不能，昼食はどうにか5割摂取できた．

・意識清明だが活気なし．腹部に圧痛あり．

### ▶ほかに確かめることは何か

・既往歴，消化器疾患の有無．

### ▶どう対応すればよいか

・未明の嘔吐，発熱のあとバイタルサインが不安定化し，ぐったりしているなど全身状態も時々刻々悪化している．➡**翌朝一番に医師へ連絡．起きたことを伝えて指示を仰ぐ**

**（翌日の昼食後まで様子をみていた今回の対応は望ましくない）**

### ▶どのような状態（病態）が想定されるか

・腹部臓器の炎症性疾患（胆のう炎，胆管炎，肝炎，大腸憩室炎，尿路感染症など）．

・髄膜炎や脳炎，肺炎，胸膜炎など腹部臓器以外の炎症性疾患．

・血栓が詰まる胸腹部疾患（心筋梗塞，虚血性腸炎）．

・その他の心臓疾患（心筋炎，心膜炎），敗血症．

**その後の経過・診断**

・血液検査の結果（肝機能異常とそのパターン，さらに炎症反応強陽性）と画像診断によって**急性胆管炎および敗血症**と診断され，緊急入院となった．

・絶飲食のもと点滴治療※3が行われて10日目に退院，帰所となった．

・胆のうや胆道に悪性疾患はなく，胆石（胆のう結石）による胆のう炎・胆管炎と判断された．

**診断の根拠**

・血液検査所見（上記）※3．

・腹部CT検査所見で，胆のうに結石が充満している像と胆管炎の像がみられた※4．

---

**※3 Comment**

急性胆管炎，胆のう炎は，悲鳴をあげている肝・胆道系を休ませる必要があるため，診断された時点で「絶飲食」となる．強力な抗生剤が点滴によって投与される．
診断・治療開始が遅れたり治療が追いつかなかったりすると，敗血症からショックになることがある．そうなると死亡リスクが急激に増す．

**※4 Comment**

胆のうに胆石が充満している場合，胆のう壁が厚くなっている慢性胆のう炎であることが多い．慢性胆のう炎では，もはや胆のうが機能していないことと，悪性疾患に発展する可能性があることから手術が検討される．本例では家族の意向があって手術は見送られた．その後も胆のう炎が年に1～2度みられ，抗生剤治療が随時行われている．

### ▶医師からのアドバイス

「様子見」と「即受診」の判断の分岐点はどこにあるでしょう．Bさんの事例における現場での対応を一つひとつ考えてみることにします．

- **バイタルサイン・症状の観察**：バイタルサインは適宜チェックされていた．しかし症状についての観察が少ない．「ぐったりしている」という他覚症状はあるが，自覚症状はなかったか？高熱の原因を考える上で，「悪寒があったか」「呼吸数はどうだったか」は知りたいところ．悪寒を伴う高熱は敗血症である可能性が高い．敗血症は早期に対応しないと致死的である．また呼吸数が多い状態は，尋常でないことを示すサインと覚えてほしい．
- **情報共有・連絡**：摂食不良のときの服薬は，医師から事前に指示されていなければならない．しかし本例では指示されていなかった（それとも現場で情報が共有されていなかった？）ため，医師に問い合わせたことが，結果的に救命につながったといえる．電話のタイミングは，昼食後しばらく経ったあとの時間帯でなく，朝一番がよい．
- **食事摂取**：朝食は「食べられない」状態にあった．昼食も「食べたくない」が，介助にてゆっくり摂取している．誤嚥のリスクを考えると望ましくない．
- **坐薬の使用**：発熱時にしばしば用いられる酸性タイプの消炎鎮痛剤は，ショックを起こす可能性がある．坐薬の効能を理解した上で，メリットがデメリットを上回ると判断されれば使用してよいが，Bさんの事例の場合は疑問が残る．解熱剤の坐薬で，124/76（坐薬使用前）→99/60→92/54mmHgという具合に血圧が低下している．坐薬による前ショック状態にあった可能性は否定できない．詳しくは「2．発熱している」の項（p.34～）で考えてみたい．

## 「食べない」ときに求められる対応

- **「おかしい」なら，次の食事をスキップ（パス）して様子をみよう**
- **まずバイタルサインをチェック！　異常があるなら医師や看護師に連絡を**
  - ・**体温**が37.2℃以上など上昇していないか？
  - ・**脈拍数**は100/分以上など増えていないか？
  - ・**呼吸数**は25/分以上ではないか？
  - ・聴診器で肺雑音の有無や左右差の有無をチェックすることで，「誤嚥しかけたが肺炎には至っていないか」「誤嚥性肺炎になりつつあるか」「誤嚥性肺炎ができあがっているか」のおおまかな判断をしよう．
  - ・バイタルサインや聴診所見に改善がみられるか，または医師からの指示があるまで「食事中止」に入ろう．
  - ・バイタルサインが正常でなく，少しでも誤嚥のサインがあれば，「あっぷあっぷしているとき」と考える．
- **ムセ（可逆的）と，誤嚥（非可逆的）はちがう**
  - ・聴診器で肺雑音が聴かれるならば，誤嚥性肺炎が疑われるため即病院へ搬送を！
  - ・ぐったりしていたり，冷や汗をかいていたりするなら，誤嚥性肺炎の可能性が高い．

- **点滴は500～1,000mL/日の投与ができればベスト**
  - 可能なら皮下輸液（p.32-33 の COLUMN ②参照）が無難.
  - 点滴ができないと早晩，脱水になる可能性あり．➡**病院を受診しよう**
- **「食べない日が増えている」なら病院を受診しよう**
  - 1 週間のスパンでみて，食べない日が増えている場合，脱水や腎機能低下，肝機能異常がじわじわ進んでいることがある.
  - 「昨日は食べなかったけれど，今日は食べられたから大丈夫」と安心せず，病院受診をして調べてもらおう.

---

**Q1** 誤嚥してムセているとき，背中を叩くタッピングをしてよいですか？

**A1** いけない．やるのであれば見守り，その場で極力咳込ませる．理由はタッピング[※5]により，食べ物が肺のほうへと送り込まれてしまうため．窒息気味であるなら，体を背後から抱えて上腹部を強く圧迫するハイムリック法や吸引を行う．また，痛みを伴うほどの強いタッピングは副交感神経を刺激することになり，血圧が下がったり心拍出量が低下したり，不整脈が誘発されたりするリスクがある.

---

## 「食べない」ときの考え方とチェックポイント

### ● 食べない背景に感染症や心不全はないか

それまでは順調に食べていたのに，あるときから急に食べなくなった[❶1]場合，あるいはこのところ摂食量が明らかに落ちている[❶1]といった場合，そこにはたいてい理由があります.

食べなくなっているときに疑ってみるべき理由や病態を**表 1** に示します．感染症，心不全の

**表1** 食べなくなっているときに疑ってみるべきこと

- 感染症（極めて多い）
- うっ血性心不全（これも多い）
- 電解質異常（低ナトリウム血症，高カルシウム血症など）
- 脱水症・腎機能低下（腎不全）
- 薬剤量が不適切：ジギタリスや抗けいれん薬に多い
- 精神的要素あり？ “たそがれ症候群（夕刻になると不安定になる）”
- 環境の変化（場所，人）
- 便秘（いつも？ 急に？）

---

**※5 Comment** ノドに詰まって呼吸困難になりつつあるときや，すでに呼吸困難がみられる場合にタッピングはやらない．口腔内にモノが見えないときは，不用意に指を入れてもいけない．モノが奥へと送り込まれる危険がある.

**❶1 Check!** 食べない人をみたとき，元気があるのに食べないのか，それとも食べる元気もないのかの判断は大事である．嘔気がある，気持ちが悪くて食べたくないなど，食べるどころかちょっと休ませてほしいといったときや，疲れきってダウン寸前であるときに供食すると，たちまち誤嚥が起こるはずである.

悪化，電解質異常などは検査をしてみないとわかりません．しかもその検査は煩雑でなく容易です．ためらわず病院を受診してください．

感染症や心不全，脱水症などがみられない場合は，進行した認知症や，加齢に伴う脳萎縮による症状として説明可能かどうか，医師が判断することになります．認知症や加齢に伴う摂食障害の診断は，可能性のある病態がすべて否定されたのち下されます（除外診断）．該当すると判断された場合，経口摂取はもはや限界と考えられます．

**●「ムセ」と「誤嚥」は分けて考える**

誤嚥は，ムセ込まない人に多く起こります．寝ている間に唾液が肺に入ることで生ずる不顕性誤嚥が代表です．寝ながらゴホゴホいっているわけではありませんが，誤嚥は起きています．

ムセと誤嚥は似ていますが，水と氷を分けて考えたほうが扱いやすいように，「ムセ（可逆的）は生体反応．誤嚥（非可逆的）とは異なる」と切り離して扱ったほうが事故防止につながります．

ムセているのであれば咳き込むことを促し，見守る姿勢を保ちましょう．

**●食べてくれないときは食事をスキップする**

ときおり耳にすることばとして，「食べさせてなんぼ」があります．たとえばこんな意見です．

「病院では食べられなかった．それで胃瘻（いろう）造設となったけれど，退院したら嚥下機能はまずまず良好だし，工夫すれば口から十分食べられる．要するに技量の問題で，病院よりも施設や在宅のほうが食べてもらう技量は上．介護の仕事は食べさせてなんぼの世界」

食事介助は，スタッフのあいだでも技術に差があります．「○○さんはうまい．でも，△△さんはヘタ」といったことは珍しくないでしょう．状態が悪くても，○○さんは工夫して「食べさせ」ます．しかし，良かれと思って工夫して食べさせることが，ときに命取りになることがあります．次の事例をみてみましょう．

## 事例③　発熱後に摂食率が落ち，食事中に呼吸困難となったCさん

**概　要**

- **93歳，女性，施設入所．心不全あり，誤嚥性肺炎の既往あり，食事は介助を要する．**
- **4日前**　発熱あり．傾眠がときどきみられた．
- **2日前**　発熱と嘔吐あり．発熱したときから摂食率が落ちており，主食も副食も3～5割．食事に要する時間は，従来の15分前後から30～45分に伸びている．
- **1日前**　食事中に呼吸困難となり病院に搬送された．病院の医師からは「ショック状態にある．胸部CT写真では両側性の肺炎があり胸水もある．下部に強い肺炎像を呈していることから誤嚥性肺炎の像．食べ物が肺に入り長時間が過ぎている印象を受ける」と告げられた．
  結局，入院した翌日に死亡された．

**使用薬剤**

- **心不全に対して➡**フロセミド（ラシックス®20mg）1回1錠/1日1回/朝食後，スピロノラクトン（アルダクトン®A 25mg）1回1錠/1日1回/朝食後．

## ▶医師からのアドバイス

本例における施設の見解と，家族の意見は次のようなものでした.

●**施設の見解**：「ショックかどうかは施設で判断できない．さほど急を要する状態ではなかった．施設としてはベストを尽くした」

●**家族の意見**：「施設スタッフには感謝しているが，ベストを尽くしたと言われても腑に落ちない．生命にかかわることは，きちんと対応してほしかった」

筆者が本例をもとに介護現場でレクチャーしたとき，介護スタッフや看護師から実に多くの反応がありました.「過去に似たようなケースを経験している」といった声や，それを教訓にしてこれからどう対応すればよいのかの話し合いがないまま,「食べさせてなんぼ」のスタンスが現在も続いていることへのジレンマが吐露されたのです.

結論は難しくありません．食べさせる技量に秀でているとしても，食べさせてよいのは，食べることがその人の害にならないときに限られるはずです.

**食べようとしない（食べてくれない）場面に出合ったら，食事を与えない！**

大事なのは，そのひとことに尽きます．状況を見極めることなく，やみくもに「やり抜く」ことは危険です.

食べられないのであれば，食事をスキップ（パス）してしばし見守ってください.

一，二度スキップしたところで，水分（必要に応じてトロミ付き）を与え，問題なく摂取できるようなら食事内容を順次アップしていきます.

逆に，食物を口の中に入れたままいつまでも飲み込まない場合や，苦しそうにしているといった状況にあるなら，病院を受診してください.

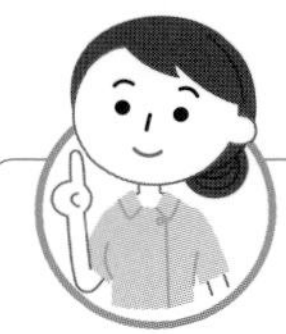

**ワンポイント MEMO**

### ②症状に乏しい「高齢者の肺炎」は予防と早期発見が大切！

高齢者の肺炎は症状に乏しい．無熱性肺炎という表現があるように，高齢者では感染症があっても熱が出ないことがある．食思不振（食欲低下）に伴ってぐったりしている，体が傾いているといった症状が出てきたので調べてみたら感染症だったという例は，よく経験する．発熱，咳，痰のなかった例で「肺炎」と診断された例はおよそ4割との報告もある.

徐々に元気がなくなっていったり，覚醒レベルに変化が起きたりしたときは，バイタルサインを重視しよう．それでもはっきりしないときは，看護師に胸の音を聴いてもらうとよい（p.84-85のCOLUMN④参照）.

なお，糖尿病や心疾患があると肺炎のリスクは増す．また長期臥床者や咳反射が低下している人は，目に見えない誤嚥が終始起きている．日頃の口腔ケアや枕を入れて頭をやや高くする手段は，肺炎予防として大事である.

COLUMN 2

# 皮下輸液の利点と実施時の留意点

## ●皮下輸液とは

「皮下輸液」とは，輸液剤成分を皮下組織に入れることで，血管内輸液と同等の効果をねらう医療行為です．皮下輸液の歴史は古く，19 世紀から記録があり，近年は在宅医療の普及により実施頻度が増しています．補液はしたいが適切な血管がない，あっても容易に漏れる，認知症などにより自己抜去の可能性が高い，積極的医療適応ではないといったケースに用いられます．

皮下組織に入った液体成分は，生理的メカニズムにより最終的には血管内へと移行します．急性期なら 500 ～ 1,000mL/ 日，終末期なら 500mL/ 日前後が至便です．一日 1,000mL の輸液を行う場合，当院では右大腿部と左大腿部など２ルートを用いています．なお，生理食塩水以外は，厚労省の指示により，ご家族に実施承諾のサインをいただく必要があります．

## ●施設において通常の点滴より皮下輸液のほうが好ましいとされる理由

介護老人保健施設（以下，老健）では「まるめ」のかたちではありますが，点滴などの医療行為が可能です．一方，特養も，2017 年４月の診療報酬改定により，入所者の診療を担う保険医の指示があれば医療行為ができるようになりました．

施設において皮下輸液の使用が望ましいとされる理由の一つには，高齢者の特性として，血管がもろい，認知症を抱えた例があるなど，通常の点滴が使いづらい例が多くみられるため，皮下輸液のほうが実施しやすいという点があげられます．

別の理由として，短期であっても施設を出て入院することで認知症が大きく進むおそれがあること，病院では拘束される環境がまだ残っていることなどから，暮らし慣れた施設で可能な輸液により対応できれば，それに越したことはないという点です．抜去時の出血などデメリットを考えても，皮下輸液は施設向きといえます．

食べられない，飲めないといった状態が３日（72 時間）以上続くと，生命は危機にさらされます（災害医療でいう「72 時間の壁」）．覚醒レベルがよくない例では，原疾患（感染症や心不全など）への治療開始と同時に，皮下輸液を早期に導入する方法を筆者らはとっています．早期発見ができれば，血液検査や胸部写真による評価を組み合わせることで，入院治療に匹敵する対応が十分可能です．

ちなみに，抗菌薬投与も点滴でなく，筋肉注射が可能な製品を選ぶと，治療の幅が広がります．

なお，それまで吸収されていた輸液が，その後吸収されず，局所が浮腫むようになった場合は，末梢循環機能が破綻したなど，皮下輸液の限界です．

## ●皮下輸液の方法

皮下輸液を行う場合，事前に血液検査を行い，脱水症の種類と腎機能をチェックしておきます．脱水症には高張性，等張性，低張性があり，それぞれ使用する輸液製剤が異なるためです．また，皮下輸液が適応となる高齢者では腎機能低下例が多いことから，持続で行う場合には血液検査を定期的に行い，輸液内容を適宜吟味します．以下に皮下輸液の手順および留意点，コツを示します．

①穿刺部位をポビドンヨード（イソジン®）で消毒し，乾燥を待つ（図 1-①）.

＊蜂窩織炎予防のため，消毒にはアルコールでなくポビドンヨードを推奨する.

＊２回目以降なら，より清潔な状態が確保されるため入浴後のタイミングがよい.

＊穿刺部位は大腿部が無難である．大腿部に行うときは，留置後，輸液ルートを足先から外に出せるよう，パジャマズボンを下から上にたくし上げた状態で行う.

＊腹部への穿刺は，寝返り時の腹膜損傷のリスクを考慮し，当院では行っていない.

②生理食塩水またはハイポアルコール処置により脱色し，乾燥を待つ（図 1-②）

③滅菌ガーゼを扱う指を，手袋の上からポビドンヨードで消毒する（図 1-③）.

④滅菌ガーゼで皮膚をつまみ上げながら留置針を入れる（図 1-④）．刺入角度は，持ち上げた皮膚と平行のイメージで.

＊「刺入角度は 30 ～ 45°」と記してある書物もあるが，高齢者は痩せていることから筋肉への刺入が懸念される.

＊腹部に穿刺する場合には刺入角度に注意する.

⑤点滴セットは 24 時間管理に便利な小児用を用いる．樹脂製留置針の先端が皮下脂肪組織に当たっていたり，固定角度によって滴下が悪くなることがあるため，固定が終わるまで全開のまま微調整をし，滴下良好な位置でテープ固定する．固定し終えたら，点滴を絞っていく.

＊小児用セットでは，1 分間の滴下数＝輸液量（mL）/ 時間（時間）．たとえば 500mL 輸液を 24 時間ごとに交換するなら 500/24 ＝ 20.8 滴 / 分．約 3 秒で 1 滴に調整する．好みで電子式などの注入デバイスを使用する人もいる.

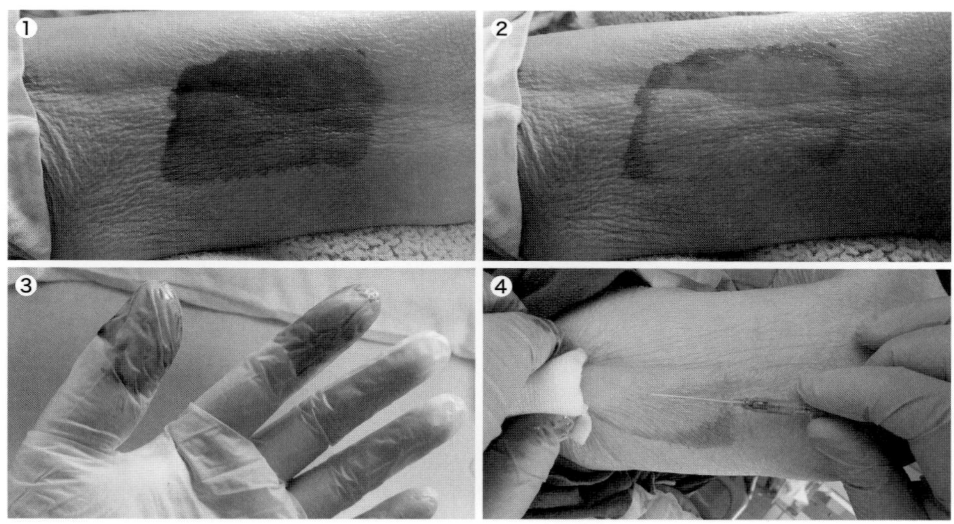


**図1 皮下輸液の手順**

①イソジン®による穿刺部位の消毒，②生理食塩水またはハイポアルコール処置，③イソジン®による指の消毒，④留置針の刺入.

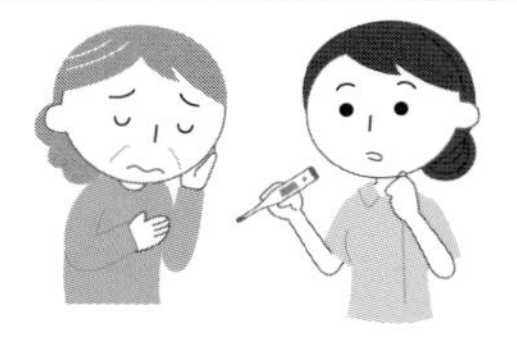

# 2. 発熱している

高齢者はよく熱を出します．事例を通して発熱に対する理解を深めましょう．

## 事例④　悪寒戦慄を伴う発熱が続くDさん

**概　要**

- **80歳，女性，在宅．認知症，腎結石，過活動膀胱あり．大腿骨頸部骨折後人工骨頭置換術済．**
- **5日前〜昨日**　5日前に38.9 ℃の発熱と悪寒戦慄あり，その後は37.2 〜 38.0 ℃の体温上昇が続いていた．
- **今朝**　38.7 ℃の発熱があることを家族が確認．家族の付き添いで病院受診となった．

**使用薬剤**

- **認知症に対して**➡ドネペジル塩酸塩（アリセプト®D 5mg）1回1錠/1日1回/朝食後．
- **過活動膀胱に対して**➡コハク酸ソリフェナシン（ベシケア®OD 5mg）1回1錠/1日1回/朝食後．

### ▶共有すべき情報は何か

- 腎結石がある．
- 悪寒戦慄を伴う発熱あり．
- 5日前からの体温上昇．

### ▶ほかに確かめることは何か

- これまでに尿路感染症はあったか．

### ▶どう対応すればよいか

- 体温上昇が長引いている．➡**病院を受診する（今回の対応でよい）**
- 体温上昇がみられた時点から，脈拍数や呼吸数，血圧，$SpO_2$といったバイタルサインの変動，皮膚の異常の有無をチェックしておき，受診先の病院に情報として引き継ぐ．

### ▶どのような状態（病態）が想定されるか

強い炎症性疾患（肺炎，尿路感染症，胆道系の炎症，感染性心内膜炎，骨髄炎，蜂窩織炎，膿瘍など）．

**その後の経過・診断**

・腎結石と水腎症があり，複雑性尿路感染症による腎盂腎炎で，**敗血症の疑いあり**と診断され，入院となった．
・病院受診時のバイタルサインは血圧 114/50mmHg，脈拍数 100/分，呼吸数 27/分，体温 37.6 ℃，$SpO_2$ 96 %．抗生剤による点滴治療が行われ，18日間の入院を経て退院となった．

**診断の根拠**

・尿検査所見で尿の汚染あり．
・腹部CT検査所見で，腎結石とともに尿の流出障害からくる水腎症を確認．
・血液検査所見で白血球の著しい増加と炎症反応強陽性．
・血液培養でグラム陰性桿菌（大腸菌）が検出されたことにより，同菌が原因菌と同定された．

## ▶医師からのアドバイス

腎臓を含む尿路に結石があると，尿路感染症を繰り返す例がかなりあります．

結石による尿管狭窄，水腎症，膀胱尿管逆流，神経因性膀胱など尿路の異常を伴う尿路感染症は複雑性尿路感染症とよばれ，感染が頻発します．抗生剤（抗菌薬）の使用も増えるため耐性菌が生じやすく，治療が難しくなる例が多いのです．また，D さんのように人工関節置換術を受けた例では，ちょっとした感染でも大事になるので，早期の段階で発見することが重要です（下記「ワンポイント MEMO ③」参照）．

高熱とともに呼吸数が 25/分以上ある場合は，深刻な異常が発生していると考えてください．特に呼吸数が 30/分以上の場合は，血液の中に入った細菌による全身性炎症（敗血症）である可能性があり，一刻も早い治療が必要となってきます．「敗血症」とは，細菌が血液という栄養リッチの環境下で一気に増殖している状態をいいます（p.40 の「ワンポイント MEMO ⑤」参照）．敗血症であれば自然に回復する余地はなく，時間の経過とともに全身の臓器障害が進行します．ショックや多臓器不全が連鎖反応的に起きやすいため，早急な対応が求められ，抗生剤による強力な治療が必要です．つまり，後手に回ると致死的になります．

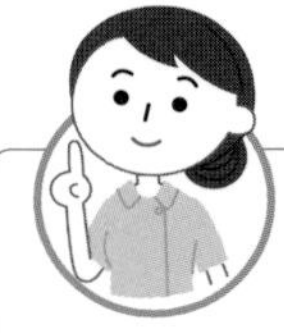

**ワンポイント MEMO**

### ③尿路感染症の判定は簡易検査キットで

尿を採取したら，まず肉眼的に観察する．混濁がみられる場合は感染症が疑われる．尿の簡易検査キット（ウロペーパー®，テステープなど）で白血球が陽性なら尿路感染症である．さらに亜硝酸（塩）が陽性なら，起因菌は大腸菌である可能性が高い．大腸菌かそれ以外の菌かは，抗菌薬を選ぶ上で大事な情報になる．高齢者では大腸菌以外の細菌による場合が大半だが，大腸菌による尿路感染症が多くの人でみられるようなら，不適切な排便処置をしていないか職場全体で確認しよう．なお発熱していないなら単なる膀胱炎で，治療は原則不要である．

## 「発熱している」ときに求められる対応

- **意識障害がある場合や，呼吸数 25/分以上の場合は緊急対応が必要**
- **38.5℃以上の場合（高熱）　➡対応を急ぐ**
  - ・いつから熱があるのかを医師に連絡し，医療機関を即刻受診できるよう準備する.
- **38.5℃以下の場合　➡マニュアル※1を確認し，医師に連絡して指示を待つ**
  - ・解熱剤については，何℃以上で開始するか，1日何回まで使用できるかなどについても医師の指示を仰いでおく.
  - ・体温とともに，血圧や脈拍数など，バイタルサインの変化もまとめる.
  - ・摂食率，睡眠，便の性状・色に変化がないかもまとめる.

## 「発熱している」ときの考え方とチェックポイント

高齢者によくある発熱の原因は多岐にわたるため，原因を特定し，原因に応じた対応・治療を行うことが大切です.

### ●意識障害を伴う発熱は即刻搬送を

意識障害がみられる発熱は，脳炎や髄膜炎，敗血症の可能性があるため即刻搬送します.

### ●炎症による発熱かどうかを確認する

発熱が炎症によるものかどうかを確認します．炎症なら，なんらかの医療措置が必要です．よくある炎症は肺炎，尿路感染症，蜂窩織炎，胆道感染症といった細菌による感染症※2です.

看護師による胸部聴診に加えて，尿検査の実施，全身の皮膚（とりわけ手と足）を観察して赤みがないかのチェックや，既往歴として結核や胆石がないかをチェックしましょう.

### ●室温が高いとき，摂食状態が悪いときは「脱水」も疑う

夏場など室内温度が高いときや，摂食状態が悪いときは，脱水により発熱しているおそれがあります．食事や水分を摂取できているか，下痢・嘔吐はないか，口唇や口腔内，腋の下が乾燥していないかをチェックしましょう.

### ●偽痛風や薬剤による発熱もある

膝関節の痛みがあれば，偽痛風（ピロリン酸カルシウム関節炎）により発熱していることもあります.

また，忘れがちですが薬剤による発熱もあります．最近加わった薬剤を中心に，薬剤の投与歴をチェックして，軟便，泥状便，水様便，膿が混じった便，血便など，便の性状に変化がないかも確認しましょう．高齢者は精神科の薬剤を服用していることが多いため，悪性症候群（p.37の「ワンポイント MEMO ④」参照）にも要注意です.

---

**※1 Comment**　マニュアルには，「発熱したらまずどうするか」「どういった場合に解熱剤を使うか」などを盛り込む．マニュアルがないなら，医師の意見をもとに作成しておこう.

**※2 Comment**　高齢者施設で経験する細菌感染症は，呼吸器系（誤嚥性肺炎，細菌性肺炎，気管支炎，膿胸，肺化膿症，肺結核），尿路系（膀胱炎，尿道炎，腎盂腎炎），肝胆道系（胆のう炎，胆管炎），皮膚軟部組織系（蜂窩織炎，丹毒）が多い.

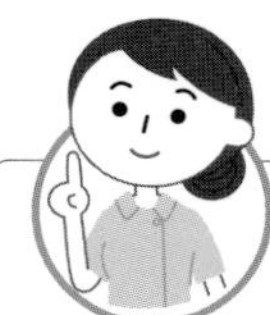

ワンポイント MEMO

### ④悪性症候群は初期対応が肝心

悪性症候群とは，抗精神病薬（向精神薬）や抗うつ剤などによってもたらされる重篤な副作用をいう．そのほかパーキンソン病治療薬を突然中断したり，大幅に減量したときにも起こりうる．
典型的な症状・所見（大症状）としては，発熱，筋の強剛化，血清クレアチンキナーゼ（CK）値の上昇がある．また，しばしばある症状・所見（小症状）としては，頻脈，血圧異常，呼吸促迫，意識障害，発汗，白血球増多がある．
血圧上昇（拡張期血圧が普段の値より20mmHg以上上昇），頻脈（脈拍数が普段の値より30/分以上増加），呼吸数増加（25/分以上），発汗過多，尿失禁が急にでてきた場合は要注意．
診断後の治療は，原因薬の中止が最優先される．パーキンソン病治療薬の中止による発症では中止する前の投与量に戻して再投与がされる．悪性症候群の治療薬については割愛するが，診断がついたあとの対処は医師に任せればよい．
施設や在宅で大事なのは初期対応．38～40℃に至る高熱，筋肉のこわばりやふるえ，著しい発汗，意識障害がみられたら迷うことなく搬送しよう．対応が遅れると昏睡から死に至る危険性がある．

ちなみに，抗生剤（抗菌薬）の投与が行われていた時期のあとに便の性状や便臭に変化がみられる場合には，クロストリジウム感染症（偽膜性腸炎）の可能性があります．医療機関を受診するとよいでしょう．抗生剤をいつから，どれくらいの量で用いていたかを「情報」として引き継げることが望ましいです．

**●解熱剤を用いるときは主治医に相談する**

発熱は生体反応であり，生体がみせる防御反応でもあります．小児のように熱性けいれんのリスクがあるならともかく，成人や高齢者で解熱剤を使う場合，メリットがデメリットを上回るとは限りません．デメリットの代表に，ショックがあります．また，薬で解熱してしまうことで，使い始めた抗生剤（抗菌薬）の効果がわからなくなるという欠点もあります．

ジクロフェナク（ボルタレン®），インドメタシン（インダシン®），イブプロフェン（ユニプロン®）などの坐薬を常置している場合，本剤を用いるメリットがデメリットより大きいかどうか，使用前に主治医の意見を聞くことをお勧めします．

---

**Q2** 何℃以上であれば「発熱あり」といえますか？

**A2** 高齢者では，37.2℃以上か，平熱より1.3℃以上高ければ「発熱あり」としてよいだろう．体温は，食事のあとや入浴のあとは高めに，起床直後は低めに出ることがある．血圧でも同様の変化がみられることが知られている．そのため，体温も血圧も，毎食前（1日2～3回）測定するのがよいと考える．

---

**Q3** いきなり高熱が出ました．何が原因と考えられますか？

**A3** まず，「高熱」とは何℃以上なのかを提示しておく必要がある．ここでは便宜的に，「平熱」36.5±0.3℃，「微熱」37.4℃以内，「中程度の発熱」37.5～38.4℃，「高熱」38.5℃以上とする．38.5℃以上の高熱ならば，それが11～4月ならインフルエンザの可能性が高いだろう．迅速診断キットで（＋）なら，治療として抗インフルエンザ薬が選ばれる．迅速診断キットで結果が（－）でも，診察後に抗インフルエンザ薬が出ることがある．症状の出現パターンや，確認される症状からインフルエンザと診断されれば薬剤投与となる．

また，新型コロナウイルス感染症（COVID-19）でもインフルエンザのような倦怠感や寒気とともに高熱が出る．

そのほか，胆のう・胆道炎や蜂窩織炎でもいきなり高熱が出る例がよくみられる．皮膚に赤いゾーンがないか，下肢を中心に観察しよう．

高齢女性での急な発熱の原因としては，尿路感染症が知られている．

ただし，熱以外の症状は意外に乏しく，あっても食思不振（食欲低下）や吐き気程度であることも珍しくない．ぐったりしているなら病院へ行こう．

---

**Q4** 発熱の原因が特定できない場合もありますか？

**A4** ひととおり調べてみたものの原因がわからない熱を，医療現場では「不明熱」という．しかし，「不明熱」とされていても，詳しく調べてみたら感染症が潜んでいたという例がもっとも多い．CTやMRIで確認される膿瘍や結核（ともに感染症）が代表である．

一方，調べても発熱の理由がわからず，結局原因不明だったという例も2割ほどある．

---

**Q5** 発熱がみられたら，まずクーリングで対応すればよいですか？

**A5** 発熱時の対応は医師の指示に従う．夜間など医師不在の時間帯の対応についても，事前に指示を受けておくことが望ましい．

クーリングについては一定の見解はなく，いまだに是非論がある．

発熱が続くことにより体力は消耗し，食欲も落ちることは事実であるが，クーリングや坐薬によっていち早く測定体温を下げることのメリットは不明．

発熱は防御反応のひとつであり，セットポイントまで体温を上げようと生体は反応している．

クーリングや解熱剤といった人為的介入がとられても，そのあと効果が切れて悪寒戦慄が起こると，酸素需要量は大幅に増えて体力消耗が進む．つまり人為的介入によって，単なる発熱以上に体力消耗に拍車がかかるリスクがある．

クーリングをするのであれば，30℃前後の濡れタオルで，頭やわきの下，足の付け根など3点または5点クーリングをする．ぬるま湯で拭いて気化熱を利用する方法も推奨されている．冷水は熱中症以外は禁忌である．また，悪寒戦慄は敗血症のサインであり，呼吸不全や心不全，中枢神経障害などがある場合もクーリングは有害（禁忌）である．

大切なことは，発熱した原因を特定して早期に手を打つ点にある．

---

**Q6** 微熱が続いているときは，どのように対応すればよいですか？

**A6** 発熱のパターン（**表2，図2**）を知っておくとよい．日内変動のチェックが役に立つ．

高齢者の微熱で注意しておきたいのは，まず結核．医療機関では，CTによる肺病変の確認のほか，既往歴，喀痰の特殊検査（PCR法），血液の特殊検査（QFT）などの検索をし，総合的に判断する．高齢者の結核は，想像以上に咳が少ない．

次に注意しておきたい病態に，不顕性（再発性微量）誤嚥性肺炎がある．誤嚥性肺炎とはいうものの，意外と元気があるのが特徴で，こちらも診断にはCTが有効である．強力な抗生剤を投与しても改善に乏しいことがあるなど厄介な病態でもある．

**表2 発熱のパターン**

| | |
|---|---|
| ①稽留熱 | ・39℃以上の高熱で，一日の変動が1℃以内のもの（つまり変動に乏しい）．<br>・高齢者では肺炎に多い． |
| ②弛張熱 | ・一日の最高体温が39℃以上で，一日の変動が1℃以上あるもの（つまり変動が激しいものの，下がっても平熱までは下がらない）．<br>・高齢者では，敗血症，腎盂腎炎，結核，インフルエンザ，肺膿瘍，胆管炎などでみられる． |
| ③間歇(間欠)熱 | ・一日の変動が大きく，39℃前後の体温になることもあるが，平熱まで下がることもある．<br>・高齢者では敗血症と腎盂腎炎に多い．発熱時に悪寒戦慄を伴う例が多い． |
| ④二峰熱 | ・いったん平熱まで解熱した体温がふたたび上昇し，二峰性を示すもの．<br>・新型コロナウイルス感染症やインフルエンザのようなウイルス感染症でみられ，波状的に産生されるインターフェロン（抗ウイルス作用をもつ）の関与が大きい．<br>・解熱剤を用いている例もこのパターンを示す（薬剤が介入しているため，正しい意味での二峰熱ではない）． |
| ⑤不定型熱 | ・発熱が決まった変動を示さず，いきなりの高熱や，症状の進行に伴う体温上昇がみられるもの．<br>・高齢者では熱に対する反応が鈍っているため，多くはこのパターンを示す．つまり，この熱型がみられるからといって，特定の病態を推測することはできない． |
| ⑥微熱 | ・一日の最高体温が37.4℃までにとどまるもの．<br>・高齢者では結核，慢性中耳炎，扁桃腺炎，甲状腺機能亢進症などを考える． |

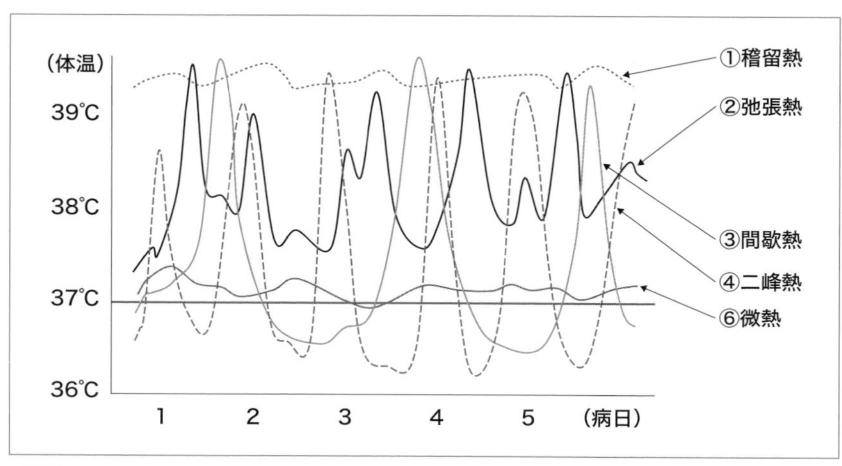


**図2 発熱パターンによる体温変化のちがい**

**Q7** いったん高熱が出たものの，しばらくして自然に平熱に戻れば対応は不要ですか？

**A7** 高齢者の場合，急な発熱の多くは感染症による．たとえば尿路感染症はいったん高熱がみられたあと自然に解熱することがよくある．体温が正常に戻っていても，尿検査を実施すれば尿路感染症の裏づけがとれる．血液検査の結果，白血球数や炎症反応の上昇がみられれば，単なる膀胱炎でなく腎盂腎炎である．感染症でも脱水症でも，原因を特定して必要な治療を開始すれば先手が打てる．

原因を特定しないまま体温が正常に戻ったと安心していると，ほどなくして元気がなくなって摂食量や覚醒レベルが落ち，ふたたび体温が上昇することがある．感染症や脱水症がある状態でムリに食べさせると，たちまち嘔吐や誤嚥性肺炎が起こる．

筆者らは，細菌感染症による発熱なら，早期に抗菌薬や皮下輸液を導入し，測定体温が安定するまで摂食はパス（スキップ）する方法をとっている．ただし，絶飲食が治療の前提である肺炎，胆道炎（胆のう炎，胆管炎）は，病院での治療がよい．抗菌薬が奏効すれば，解熱剤を用いずとも熱は必ず下がってくる．

熱が下がらないなら，診断もしくは抗菌薬の選定が不適切であると考えてよい．

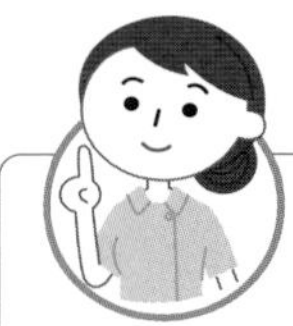

ワンポイント MEMO

### ⑤敗血症を疑うサインを知っておこう

敗血症とは感染症が引き金となって起こる多臓器障害である．高齢者では，尿路感染症，胆のう炎や胆管炎，肺炎のほか，褥瘡部の感染症でも敗血症が起きやすい．日本での年間死亡者数は10万人をこえると推計されている．

発熱があってガタガタふるえだした，呼吸がはやくなっている，そのうち意識がおかしくなったといった場面は，敗血症が起きている可能性が高いため対応を急ぐ．臓器障害が連鎖反応的に生じてくることから，敗血症は時間との勝負になる．対応が早ければ早いほど予後は良い．そのため，諸検査の結果が出そろうまで待たず，敗血症を疑った時点で治療が開始される．敗血症を疑うサインは以下のとおり．

**①覚醒レベルが低下している．**
**②呼吸数が22/分をこえた．**
**③収縮期血圧（血圧の上の値）が100mmHgを切った．**

①～③のうち2つが該当すれば，早期評価法（qSOFAとよばれる）陽性とされるが，施設では，呼吸数が多く，意識がとろとろしている場合や，悪寒戦慄（全身のふるえ）が確認されたら迷うことなく即搬送しよう．いってみればスタッフの腕の見せどころである．

敗血症では高熱（39℃以上など）がみられるとのイメージが強いが，低体温となる場合もあるため，体温は上記の3項目に含まれていない．

COLUMN 3

# 流行する感染症（COVID-19のような新興感染症を含む）への対応における留意点

伝染力の強い感染症が市中で流行り始めたため，入居者の外出禁止と面会禁止令が敷かれた高齢者施設を想像してみましょう．入居者にもスタッフにも，感染者はまだ出ていません．これがデフォルトの状態です．入居者が尿路感染症や誤嚥性肺炎に罹ることはあっても，閉じられた環境で伝染力の強い感染症が自然発生的に「湧く」ことはありません．感染症が根づくのは，外部社会とつながっている人が，施設という閉じられた環境に感染源を持ち込んだ場合に限られます．

一方，一日，二日と時が流れていくにつれ，あれこれ手を打っても施設内感染が抑えられないときは，新たな持ち込みでなく，閉じられた環境の内部で感染が起きています．その場合は，個別対応の甘さや，ゾーニングの失敗が考えられます．

さらに新興感染症は，感染して一度抗体ができれば終生免疫が得られるほど単純ではありません．しかも感染爆発の波は波状攻撃のようにやってきます．高齢者やスタッフを守るためにはどうすればよいのでしょうか．「予防は治療に勝る」といわれるように，対応の基本は変わりません．標準予防策（スタンダード・プリコーション）を踏まえた上で，押さえておくポイントを再確認しましょう．

**●感染症が持ち込まれる3つのルート**

新型コロナウイルス感染症（COVID-19）のように，空気感染（飛沫核／エアロゾル感染）を感染様式とする「流行り病」が高齢者施設に持ち込まれるルートは，主に３つあります．①スタッフからのルート，②デイサービス利用者など在宅生活を送りながら介護サービスを利用している人からのルート，③家族などの面会者ルートです．３つのルートを断つことが，施設内感染の初期防止につながります．

①のスタッフからのルートは，空気感染である以上，家庭内感染を完全に防ぐことは困難です．そのため感染したことを知らずして職場に来たスタッフがいたとしても，そこでブロックして帰宅させ，施設内に持ち込まないための方策が大事になってきます．出勤時は体温測定のほか，咳，咽頭痛，頭痛，倦怠感，下痢など発熱以外の症状が出ていないかを個別チェックし，一覧表に残しておくとよいでしょう．施設で感染者が複数発生した場合，この記録は保健所に提出する大事な資料になります．

②の在宅系サービス利用者ルートでは，利用時の体温や症状のチェックとともに，その利用者が他のどこのサービスを利用しているかを家族やケアマネジャーに確認しておきましょう．よくあるのは別の施設で感染者が多発しているケースです．デイサービスに来た利用者が発熱したため調べたところ感染者であることが判明したので感染ルートを追ってみたら別の施設にたどり着いたといった話は，COVID-19 でしばしば耳にしました．

③の面会者ルートでは，面会者に不織布マスク着用を守ってもらい，面会時間を短くすること，利用者と直接触れ合うことを避けるといった方策がよいでしょう．

**●体調不良のまま仕事を続けない**

感染が収まらず苦戦したことがある高齢者施設は，対策とりわけ初動対応に甘さがなかったか再確認してください．ありがちな初動対応の過ちは２つあります．ひとつは体調不良のスタッフが職場に留まっていたケース．もうひとつはゾーニングに失敗したケースです．前者は，出勤時に咽頭部違和感など些細な症状があったものの，平熱だから大丈夫だろうと自己判断して勤務を続けていたり，勤務中に咳や倦怠感といった症状が出てきたにもかかわらず勤務終了時刻まで職場にいたりしたような例です．二次感染が起こるのは時間の問題で，潜伏期間を経たあと，感染者がひとり，またひとりと出てきます．

体調に変化が出てきたら即刻上司に伝えて就業を終え，医療機関を受診して感染の有無を調べてもらう方針でよいと思われますが，方針はスタッフ全員に浸透してこそ意味があります．無頓着なスタッフや新入スタッフがいる職場では，小グループのリーダーによるきめ細やかな対応が必要でしょう．

**●かたちだけのゾーニングになっていませんか**

ありがちな初動対応の２つめの過ちは，感染者が発生した直後の対応にあります．目的別区分（ゾーニング）に対する行動が一貫していないと，封じ込めの失敗により二次感染が次々と起こります．繰り返しますが，施設という閉じられた環境で最初に明らかになる感染者は入居者でなく，スタッフです．ですから，対応はまず，感染がみつかったスタッフの事情聴取を行い，そのスタッフが介助した人は誰かを丹念に追うことです．濃厚接触者となった入居者たちが絞り込めたら，次の段階では濃厚接触者を赤ゾーンに隔離して観察管理します．

隔離にあたっては，「認知症を抱えた高齢者はマスクなしで共有スペースを自由に歩く」といった認識が必要であり，スタッフ自身も「自分は新たな感染者かもしれない」との認識が必要です．たとえば，居室スペースだけ赤ゾーンにするような対応では，危険ゾーンの赤，通常安全ゾーンの緑，その間の黄とゾーニングしたつもりでも，自由に歩かれることで入り乱れが生じて二次感染が容易に起こります．

また，夜勤での一人体制を理由に，全体を見通せる共有スペースで飲食するような行為の是非も皆で考えてみてください．共有スペースが赤ゾーンの場合，赤ゾーンでの飲食は感染を拾うリスクが高いため，やってはいけません．一方，共有スペースが緑ゾーンで，そこから赤ゾーンを観察管理していたという場合も注意が必要でしょう．夜勤明けのスタッフが体調不良で医療機関を受診したところ感染者と判明し，そのあとから職場で二次感染が相次いで起こったケースは，勤務時間帯の不用意な飲食とおしゃべりが原因だった例が少なくありません．感染者であるスタッフの飲食によって，緑ゾーンであるはずの共有スペースは，ひと晩のうちに汚染されていたことになります．

クラスター化した施設では，こうしたファジーなゾーニングや不適切行為が相当数みられます．決定事項を守り続けられたかどうかが結果に直結するため，身勝手な判断や慢心は禁物です．（p.14-15 の COLUMN ①の⑥参照）．

**●事前に作成しておきたいゾーニングの青写真**

施設にいったん感染症が持ち込まれると，事後対応に忙殺されるようになり，また同僚に迷惑をかけたくないといった感情論も噴出することで判断にブレが生じ，しばしばゾーニングの境界がルーズになります．ゾーニングの青写真（デザイン）は，感染管理についての専門知識のあるスタッフや看護師が施設長と合議して，感染が蔓延していない時期に作成しておきましょう．

デザインするには，現場であれこれ意見を出し合う前に，スペース全体を把握しやすい図面で検討するとよいでしょう．ゾーニング案ができたら，現場に出向いて３色のテープを床に貼ります．二次元平面では気づかなかった落とし穴が見えてくることがあります．防災訓練と同様，日ごろからシミュレーションを積んでおけば，いざというときもスムースに動けるでしょう．

**●休憩室，食堂，喫煙場は要注意**

感染症が職場で広がる場合は，感染者が実は職場にいたときに限るのであって，感染していない者同士のあいだで感染は起こりません．そうした視点に立つと，スタッフ間で感染する場は，休憩室，食堂，喫煙場が要注意です．

休憩室はもっともリスクが高いため，複数での入室は避けましょう．また，利用後には，その都度の換気が必要です．食堂は黙食を守ることで一定の効果が得られます．喫煙室が建物内にある場合は，即刻の閉鎖を検討しましょう．喫煙場が屋外にあっても，そこではマスクを外しての喫煙になり，会話している光景もみられるため，「喫煙場での会話はしない」といったルールづくりが必要です．初動対応に多少の甘さがあっても，二次感染を広げないためのダブルロックとしての取り組みが大切です．

**●高齢者に対するワクチン接種後の留意事項**

COVID-19 で経験したとおり，新興感染症ではワクチンが検討され，現場に導入されることがあります．高齢者の場合，接種日から数日のうちは，発熱や摂食ムラなど副反応の出現に注意します．体調不良により水分摂取量が落ちると，短時間のうちに脱水症が進みます．そうなると尿路感染症や誤嚥が晩発性に起きやすくなります．ワクチン接種後に限らず，感染症が明らかになった場合でも，病態悪化による病院搬送例や死亡例では，脱水症対応や晩発感染症への対応が後手に回っているケースがあります．新興感染症の治療をする前に，脱水症による体調悪化で命を落とすことのないよう，水分摂取量が落ちているときは「72 時間の壁」（p.32 参照）を念頭において，早期の段階で輸液を開始しましょう．

輸液（補液）は経静脈的である必要はなく，皮下輸液（p.32–33 の COLUMN ②参照）で十分対応できます．ただし実施するには，血液検査によって脱水症の種類と腎機能をチェックします．高張性脱水，低張性脱水，等張性脱水のほか，腎機能が大きく低下している例では，それぞれ使用する輸液ボトルが異なるためです．

**●抗原検査の検体採取時の留意点とコツ**

インフルエンザや COVID-19 では，診断を目的として検査をする場面があります．施設や外来診療の場では，検体として信頼性が高い鼻咽頭拭い液がよく用いられます．この場合，検体採取の場で感染したとみられるケースが少なくありません．とくに認知症がある例では，暴れるなど検査への協力が得られないため苦戦したといった話をしばしば耳にしました．

参考までに当院の手順を以下に示します．

感染疑いのある人は，屋外に置いた椅子に座ってもらい，医師や看護師など，採取する側の人は患者の横に立ちます．右利きなら右側に，左利きなら左側に立ちましょう．相手には「マスクをしたままでよい」と告げたあと，鼻の孔が見える位置までマスクをずり下げてもらい，やや上を向くように指示します．口でゆっくり呼吸するよう伝えて，綿棒を見せます．「これをゆっくり鼻に入れていきますね」と伝え，綿棒を挿入します．経鼻胃管挿入と同様で，鼻腔は上方向でなく，ほぼ水平方向に伸びています．綿棒を鼻腔の奥まで入れて丁寧に綿棒を回したあと，ゆっくりと引き抜きます．奥まで到達しない場合はムリせず，もう一方の鼻腔からチャレンジしてみましょう．

咳をされたり大声を出されたりしたときに危険なエアロゾルを吸い込まないように，検体採取時は絶対に患者さんの正面に立たないようにします．当院では，防護衣，キャップ，手袋のほか，水泳用メガネを装着しています．度入りの製品もあるので至便です．N95 マスクをきちんとつけ，隙間がないかマスクの縁をなぞってみてください．検体採取は強引に素早く済まそうとせず，あくまでも愛護的にゆっくりと行います．立ち位置の確認と完璧な防護，そして「ゆっくりと」が，検体採取のコツです．

（2023 年 1 月現在の情報に基づく解説）

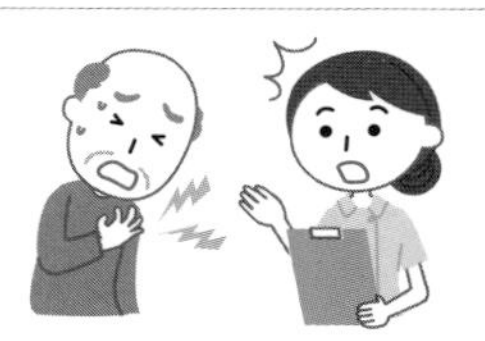

# 3. 痛みを訴える

## 「痛みの7ポイント」をチェックして活用しよう

「高齢者は痛みがあるのかどうかがわかりづらい」という現場の声を聞くことがあります．たしかに，若い人のように要領よく答えが返ってくるわけではないのが高齢者であり，特に認知症のある高齢者ではそうです．

けれども，痛みは苦痛です．苦痛はことばにしなくても表情に出ます．ある姿勢をとると痛みが増すということもあるので，注意深く観察してください．

「痛い」という訴えをどう見逃さずに気づけるかは，看護師や介護スタッフの技量にかかっています．血液検査やエックス線写真撮影を行っても痛みを定量評価することはできません．そこが発熱や炎症，血圧などと異なる点です．それだけに，痛みについて聴取し，体系的にまとめる力が大事になってきます．**表３**を参考に，痛みの訴えをうまく，もれなく聴いてメモしておき，得られた情報をチームにつないでください．

では，これら７つのポイントにも着目しながら，事例をみていきましょう．

**表3　チェックしたい「痛みの7ポイント」**

| ポイント | 質問のしかた | 答え・評価の例 |
|---|---|---|
| ①発症の仕方 | 「その痛みはどのように起きましたか？」 | 「突然」「急に」「だんだんと」 |
| ②強さと重さ（疼痛スケール） | 「今までの人生でもっとも痛かったときを10点とすると，何点くらいですか？」<br>「その痛みで眠れましたか？　歩けましたか？」 | 「眠ろうと思えば眠れる」（2/10～3/10）<br>「眠れないほど苦痛」（5/10以上）<br>「冷や汗を伴う最大級」（10/10）<br>＊お産・くも膜下出血・心筋梗塞：10/10 |
| ③発症時期（持続時間/経過） | 「いつから痛みますか？」<br>「痛みはどれくらい続いていますか？」<br>（間歇的か持続的か）<br>「痛みは強くなっていますか？」 | 「昨日の夕食後から，ときどき（ずっと）痛い」<br>「はじめは5/10くらいだった痛みがだんだん増強している/次第に楽になっている」 |
| ④痛みのある部位 | 「どこが痛みますか？」<br>「痛みのある部位を指差してください」 | 「右下腹のみ」<br>「下腹部全体」 |
| ⑤痛みの特徴 | 「どのような痛みですか？」 | 「鋭い」「鈍い」「圧迫されるような」 |
| ⑥その他の症状 | 「痛みのほかに何か症状はありますか？」 | 「吐き気がする」「吐いた」「呼吸が苦しい」 |
| ⑦楽になる要素　悪くなる要素 | 「どのような状態や姿勢になると痛みが和らぎますか？/楽ですか？」<br>「どのような状態や姿勢になると痛みが強くなりますか？/イヤですか？」 | 「前かがみになると楽」<br>「仰向けができない」 |

痛みの訴えも，大事な「報告」要素です！

## 事例⑤　急に左胸・背部の激しい痛みを訴えたEさん

**概　要**

- **77歳，男性，2週間前より施設入所．前立腺肥大症と糖尿病（コントロール不良）あり．**
- 家族に菓子を持ってくるように頼んでは，よく食べている．
- 5日前から左胸・背部痛が10～20分続くことがあったが，2日前から昨日朝までは軽かった．
- 今朝，Eさんの元気がないことをスタッフも感じていたが，昼になって突然，左前胸～背部への疼痛（疼痛スケール10/10）を訴え，息切れも確認された．
- 痛みは咳や深呼吸により強くなり，浅呼吸，歩けない．
- バイタルサインは血圧150/100mmHg，脈拍数110/分，体温37.6℃，$SpO_2$ 88％，呼吸数32/分．
- 心電図検査が実施されたが，異常はみられなかった．

**使用薬剤**

- **糖尿病に対して**➡ボグリボース（ベイスン®OD 0.3mg）1回1錠/1日3回/毎食直前，グリメピリド（アマリール®3mg）1回1錠/1日1回/朝食後，シタグリプリンリン酸塩水和物（グラクティブ®100mg）1回1錠/1日1回/朝食後．
- **前立腺肥大症に対して**➡タムスロシン塩酸塩（ハルナール®D 0.2mg）1回1錠/1日1回/朝食後．

### ▶共有すべき情報は何か

- コントロールの悪い糖尿病がある．間食が多い．
- 5日前から痛みがあり，10～20分続く（間歇的）．
- 痛みのある部位は左胸～背部．
- 本日昼に突然の強い痛み（疼痛スケール10/10）と息切れがあり，歩けない．
- 咳や深呼吸により痛みが増す．
- 発熱あり．血圧が高く脈拍数も多い．$SpO_2$ は低い．呼吸数は32/分と極めて多い！

### ▶ほかに確かめることは何か

- 既往歴と，その疾患の現状．

  **➡本例では特に，コントロール不良の糖尿病について，いつからか，どの程度悪いのか，治療内容，服薬がきちんとできているかなどを確認**

### ▶どう対応すればよいか

- $SpO_2$ が明らかに低く，呼吸数が著しく多い．

  **➡全身状態不良のサインであるから，救急車を要請して早急に病院受診する**

### ▶どのような状態（病態）が想定されるか

・心疾患（心筋梗塞，心筋炎，心内膜炎，大動脈解離など）.

・呼吸器疾患（肺炎，胸膜炎，肺梗塞など）.

・消化器疾患（逆流性食道炎，食道静脈瘤破裂など）.

**その後の経過・診断**

・病院を受診し，心筋梗塞や心筋炎といった心臓疾患が疑われたが，心電図も心エコーも正常だった.

・血糖値は上昇，白血球数が多く，炎症反応は強陽性．HbA1cは10.8％と高値.

・胸部CT検査にて胸水貯留を伴う左肺炎・胸膜炎がみられ，歯科にて進行した歯肉炎と，う歯（虫歯）が確認されたことから，肺炎との関連が指摘された.

・**肺炎・胸膜炎**と診断され入院．その後，糖尿病に対する教育を受けて退院となった.

**診断の根拠**

・時間が経っても心電図に問題がなかった.

・白血球増加と炎症反応強陽性，胸部CT検査で胸水を伴う肺炎が確認された.

### ▶医師からのアドバイス

胸膜に炎症が及ぶ胸膜炎の初期は，激しい痛みを訴えることがあります．高齢者やコントロール不良の糖尿病患者では，口腔内細菌による肺炎をよく経験します．口腔ケアが勧められるのはそのためです.

## 事例⑥　尻もちをついた後，体位交換時に強い痛みを訴えるようになったFさん

**概　要**

・**87歳，女性，在宅，認知症，関節リウマチ，骨粗鬆症，便秘症あり.**

・**5日前**　よろけて尻もちをついた．四肢に明らかな骨折なし．腰痛ややあり.

・**3日前**　食思不振(食欲低下)．自室から出たがらない．訪問介護員による体位交換時に強い痛みあり.

・その後は静かに休んでいたが，仰向け姿勢を嫌がる．どこが痛むのかははっきりしない.

・腰痛の疼痛スケールは3/10（睡眠時）～10/10（疼痛時）.

・バイタルサインは血圧120/70mmHg，脈拍数65/分，体温36.6℃，$SpO_2$ 98％，呼吸数16/分.

**使用薬剤**

・**骨粗鬆症に対して**➡ミノドロン酸水和物（リカルボン® 50mg）1回1錠/月1回/起床時.

・**便秘症に対して**➡センノシド（プルゼニド® 12mg）1回2錠/1日1回/就寝前.

### ▶共有すべき情報は何か

・尻もちのあと，徐々に起きた腰痛，食思不振あり，自室から出たがらない．
・体位交換時に強い痛み（10/10）がある一方，夜は眠れる程度（3/10）．仰向け姿勢はダメ．
・バイタルサインは良好である．

### ▶ほかに確かめることは何か

・既往歴と現状．　➡**本例では認知症と関節リウマチについて確認**

### ▶どう対応すればよいか

・体位によって痛みが増強すること，疼痛時は10/10とかなりの痛みを訴えている．

➡**病院受診がよい**

### ▶どのような状態（病態）が想定されるか

腰椎など脊柱骨の骨折やひび，背筋群の打撲，脾臓破裂のような腹部臓器傷害など．

**その後の経過・診断**

・病院を受診し，胸腰部エックス線検査を実施したところ，肺は正常，心肥大なし．
・腰部MRI検査にて**腰椎圧迫骨折**が確認され，短期入院となった．
・医師から「“体位により疼痛変化＋仰向け姿勢がダメ”という場合は圧迫骨折が多い」と説明があった．

**診断の根拠**

上記のとおり．

### ▶医師からのアドバイス

どのようなときに痛みがあるのかを知ることは，対策を立てる上で大事です．Fさんは関節リウマチと骨粗鬆症があるものの，普段は痛みを訴えておらず，尻もちのあと，体位交換のときと仰向けになったときに痛みを訴えるようになりました．尻もちのエピソードが，痛みと関係していると考えてよいでしょう．

一方，安静を余儀なくされる治療中に生じてくる痛みがあります．典型例は，脳血管障害の治療中にみられます．安静にしていても終始痛みを訴え，体位交換のときに激しい痛みを訴えるようなケースです．しかも，どこが痛むのかはっきりしません．このような場合は，拘縮による痛み（拘縮痛）の可能性を考えてみる必要があります．拘縮による痛みは消炎鎮痛剤の坐薬によく反応しますので，主治医に相談してください．

## 事例⑦　朝から胃の部分の痛みを訴え，微熱もみられるGさん

**概　要**

- **78歳，女性，在宅．認知症，関節リウマチ，便秘症あり．**
- 今朝から胃の部分が痛く，食欲がない．吐き気も少々あり．
- バイタルサインは血圧120/70mmHg，脈拍数65/分，体温37.3℃，呼吸数16/分．
- あらためて痛みの部位を聞くと，胃のあたりやへその周囲がしくしく痛むという．右下腹部の痛みはなし．圧痛なし．持続時間は「よくわからない」．歩行は可能．
- 腹痛の程度は，疼痛時も睡眠時も「眠れる程度」（疼痛スケール3/10）．

**使用薬剤**

- **認知症に対して**➡ドネペジル塩酸塩（アリセプト®D 5mg）1回1錠/1日1回/朝食後．
- **骨粗鬆症に対して**➡ミノドロン酸水和物（リカルボン®50mg）1回1錠/月1回/起床時．
- **便秘症に対して**➡モサプリドクエン酸塩水和物（ガスモチン®5mg）1回1錠/1日3回/毎食前，センノシド（プルゼニド®12mg）1回1錠/1日1回/就寝前．

### ▶共有すべき情報は何か

- 朝から胃の周辺とへその周辺に痛みあり．右下腹部には痛みなし．
- 痛みの強さは「眠れる程度」（3/10）で歩行可能，持続時間は不明．
- バイタルサインは微熱（37.3℃）があるほかは良好．

### ▶ほかに確かめることは何か

- 既往歴と現状．

　**➡本例では虫垂炎（いわゆる盲腸）の手術歴（腹部に手術創がないかどうか）の確認が必要**

### ▶どう対応すればよいか

- 微熱を伴う腹痛がある．　**➡医師に連絡する**
- 対症療法としての痛み止めは投与しない．
- 「胃の部分が痛い」といった訴えを，そのまま「胃」の痛みと決めつけない．

### ▶どのような状態（病態）が想定されるか

- 胃潰瘍など消化性潰瘍，急性胃腸炎，胃カタル，急性胆のう炎など胆道系疾患，虫垂炎（いわゆる盲腸）など．

**その後の経過・診断**

- 医師が往診し，採血のあと，「血液検査にて炎症反応があるかもしれない．明日以降，痛みが進行性だったり，右下腹部が痛むようなら病院受診をするように」との指示があった．
- 翌朝，嘔吐あり．体温は37.8℃に上昇．腹痛も続いていたため病院を受診．
- 病院では下腹部痛が確認され，血液検査と腹部CT検査で**虫垂炎**と判明した．
- 開腹手術にて化膿した虫垂が確認され，手術となった．

**診断の根拠**

- 症状の経過と腹部CT検査所見．
- 血液検査で白血球増加と炎症反応陽性．

### ▶医師からのアドバイス

「経過観察」とは放置することではありません．時間の経過により新たな変化が生じていないか，症状が重くなっていないかを注意深く観察することです．

虫垂炎（いわゆる盲腸）の初期診断は難しいといわれます．虫垂炎の症状としてよく知られている「右下腹部の痛み」は，虫垂（右下腹部にある）の表面まで炎症が起こって腸の膜に炎症が波及してはじめて生じます．その前には，みぞおち部分が痛むことが多いのです．虫垂炎の場合，みぞおち周辺の痛みから，右下腹部痛が生ずるまでの時間は12～24時間，平均17時間といわれます．また，右下腹部の痛みが出てから，虫垂が破れる（破裂，穿孔）するまでの時間は平均2～3時間とされます．

破れてしまうと，クリーンな環境（腹腔）に腸の内容物（汚れている）がばらまかれるため大変なことになります．胃や腸の壁が破れる（穿孔）と3～4週間の入院になり，重症化することもままあります．ですから，経過を観察したい時期に強い消炎鎮痛剤を与えてはいけません．鎮痛作用により，危険な痛みのサインがわからなくなってしまうためです．

コホンと咳をしても「ウッ！」と痛んだり，歩いても腹に響く様子なら即座に受診しましょう．

## 「痛みを訴える」ときに求められる対応

- **「痛みの7ポイント」（p.44の表3）を確認し，報告しよう**
- **バイタルサインをしっかりチェックする**
  - 呼吸数が多いときは，切迫しているサインと考えよう．
- **痛み止め（消炎鎮痛剤）を安易に服用しない**
- **みだりに経過観察することなく，まず医師に連絡を！**
  - 時間との闘いになる疾患がいくつかある．経過観察は大事だが，経過観察を要する場合と，早急な対応が必要な場合があるため，まず医師に報告しよう．

## 「痛みを訴える」ときの考え方とチェックポイント

### ●「痛み」と「食事」が関連していないか確認しよう

胃潰瘍や十二指腸潰瘍といった消化性潰瘍では，**空腹時**に痛みがあり，食事をすると緩和する場合が一般的です．膵炎や胆のう炎では**食後**に痛みが生ずるケースが多く，逆流性食道炎も食後の痛みです．高齢者では食道裂孔ヘルニアや横隔膜ヘルニアといって，胃の一部が横隔膜の上にせり出ていることがあります．酸性度の強い胃液が無防備な食道表面を洗ってしまうため，食後に強い痛みが出るのです．痛みの発生や強さが食事と関係しているか，関係しているなら，痛みが増強（緩和）するのは食前か食後かは大事な情報になります．

また，胃やみぞおち部分が痛いという主訴で，胃薬を服用してもよくならないのであれば，痛みの原因は胃や十二指腸ではない可能性を考えておく必要があります．たとえば心筋梗塞❋1や膵炎，胆のう炎などです．

### ●胸部の痛み―心筋梗塞の症状と留意点

心筋梗塞かどうかは心電図で調べます．ただし超急性期では，心電図も血液検査所見も正常という時間帯があります．心筋梗塞が「起きた証拠」は，時間の経過とともに明らかになってくる❶1のです．しかも，心筋梗塞という診断が得られたのちに検査結果を振り返ってみても，正常に近いデータしか得られないことがあります．カテーテル検査で心臓の冠動脈が詰まっていることが明らかであるにもかかわらず，バイパス路から血液供給がされていたような心筋梗塞もあるのです．

心筋梗塞は，前胸部の痛みあるいは重み，左腕内側に放散する痛み，顎や肩の痛み，歯の痛み，全身倦怠感，息切れ，冷や汗が代表的症状です．ただし胸痛は，心筋梗塞を疑う理由にはなるものの，胸痛がないからといって否定できません．女性の場合，結果的に心筋梗塞であった例の約4割に胸痛が認められなかったとのデータがあります．

### ●腹部の痛み―内臓痛と体性痛のちがい

胃腸炎や結石に伴う痛みは**間歇性**です．痛む時間帯と痛くない時間帯があり，「内臓痛」や「疝痛（せんつう）」とよばれます．理由は，内臓平滑筋のけいれんによって痛みが生ずるためで，まさに**波状攻撃的**です．それに対して**持続性**の痛みは「体性痛」とよばれ，腹膜炎に代表されます．腹膜炎の原因は，虫垂炎や胆のう炎の波及，消化管穿孔，膵炎など多岐にわたります．

感染性胃腸炎の場合，嘔気は必発です．嘔吐があれば疑い濃厚で，腹痛や下痢が続きます．

虫垂炎は，まず嘔気や嘔吐がみられ，その後心窩部痛（みぞおち部分の痛み）から痛みが徐々に右下に移動していきます．当初は腸の痛みなので「間歇性」ですが，感染が腹膜まで波及すると「持続性」になります．

---

**❋1 Comment** バイタルサインの異常を伴う「胃の痛み」は心筋梗塞の可能性もあるため，市販の胃薬や消炎鎮痛剤，吐き気止めで対応したりせず，医療機関を受診するフットワークの軽さをもとう．

**❶1 Check!** 心筋梗塞のハイリスク群には，高血圧，脂質代謝異常，糖尿病，男性，喫煙，虚血性心疾患の既往歴あり，家族歴ありといった項目が並ぶ．余裕があれば，既往歴と現病歴もチェックしてみよう．

一方，左下腹部が痛む場合，体温上昇や脈拍数の増加があれば大腸憩室炎が疑われます．胆のう炎では，痛みがなくても食思不振（食欲低下）や嘔吐がみられます．胆のう炎の痛みは，胆石が胆のう管開口部に移動して出口を塞ぐため夜間に起きやすいことも早期発見のヒントになります．

### ●腹痛の初期は「経過観察」が大事

「おなかが痛くなってきた」という訴えは，よくあります．訴えがあったときにまず確認したいのは**便通**です．何日も便が出ていない状態に腹痛の訴えが加わったときは気をつけてください．腸閉塞❗2 の可能性があるからです．手術歴❗3 があり，陣痛のような波状攻撃的な痛みもあり，おならも便も出ないというなら腸閉塞が積極的に疑われます．迷わず病院に搬送しましょう．

腸閉塞ができあがると，腹痛だけでなく下痢や軟便がみられ，そのあとに嘔吐が始まります．そうなれば病院搬送に躊躇する人はいないはずです．

虫垂炎，心筋梗塞，敗血症，さらに糖尿病性ケトアシドーシスといった重篤な病態でも腸閉塞と似た症状が出ることがあります．「腹痛のあとの嘔吐」は原則，即搬送がよいでしょう．

### ●吐いたときはまず誤嚥防止，次いで原因検索を

ちなみに，嘔吐がみられたときは，引き続き誤嚥しないよう上体を高めにして，右を下にした横向き状態で経過観察します．寝ているならベッドアップ，座位であるならリクライニング車椅子に移してからこの肢位にします．少し落ち着いたら，口の中をゆすぎましょう．不快なにおいが新たな嘔吐を誘発するためです．原因検索はその次です．

- **嘔吐のあとに下痢がみられる場合**：口から入ったものが原因と考えてください．雑菌やノロウイルスによる感染性胃腸炎，傷んだ食品や貝毒など毒物を食べたときがそうです．食べ物が原因の場合，「嘔吐のあとに下痢がくる」という，この順番が大事です．
- **嘔吐はないが下痢がある場合**：口から入ったものが原因ではありません．エアコンで冷えたときや，精神的に不穏な状態でよくみられますが，高齢者では緩下剤の不適切な服用による場合も多いため，投薬内容を吟味してもらう必要があるか，指示どおり服用していない（与えていない）のかは，看護師がきちんと見極めてください．
- **嘔吐はあるが下痢はない場合**：脳梗塞，くも膜下出血，心筋梗塞といった緊急性の高い血管トラブルでみられます．血管が詰まったり破れたりする事態は突然起きますから，症状もいきなりやってくるのが特徴です．
- **嘔気があって食べない，嘔気のあと嘔吐した場合**：まず体温を測ってください．次に尿検査をしましょう．高齢者では尿路感染症による嘔気や嘔吐が頻繁に起きるためです．発熱を伴う尿路感染症なら腎盂腎炎ですから，抗菌薬による治療が必要になってきます．

❗2 Check! 看護師なら腹部の音を聴き，腸閉塞なら音は全般的に低下・減弱していたり，独特の金属音が聴かれたりするはずである．

❗3 Check! 手術歴については，腹部の傷跡の有無からも確認できる．

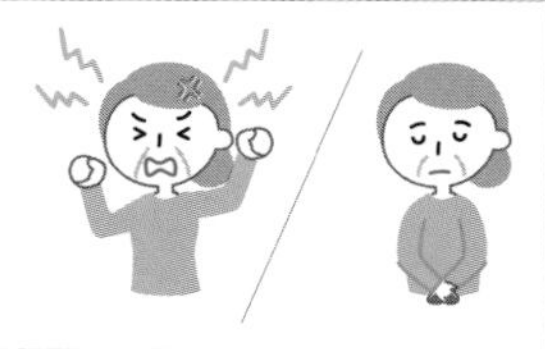

# 4. 機嫌が悪い

高齢者は，あるときから急に機嫌が悪くなることがめずらしくありません．それまでできていたことを拒んだり，大声を上げたりと，まるでへそを曲げた幼児のように映ることもあります．たとえば，次のHさんのようなケースです．

## 事例⑧ 退院日から不眠や便秘があり，不機嫌になったHさん

**概 要**

- **76歳，女性，在宅．認知症〔改訂長谷川式簡易知能評価スケールHDS-R：14点（中等度認知症）〕，心房細動，慢性心不全，便秘症，不眠症あり．**
- 慢性心不全の急性増悪にて2週間入院し，退院した日から夜間不眠が4日続いている．
- 表情は硬く，ぼんやりしていて自室から出ようとしない．ぶつぶつと独りごとを言う．
- その日は，ときおり笑顔もあり，朝から昼食までは落ち着いていた．
- 午後3時，家族が話しかけると「近寄るな！　目障りなんだよ，あんた．消えちまえ」との発言あり．
- バイタルサインは著変なし．
- 入院するまで便秘はなかったが，退院してから排便がない．
- 入院中に，薬剤は胃潰瘍治療薬〔ファモチジン（ガスター®D）〕，心不全の薬（ジギタリス製剤）と睡眠導入剤が追加となり，服用している薬剤は計10種剤になった．
- 入院するまでは比較的温厚な性格であった．

**使用薬剤**

- **認知症に対して➡**ガランタミン臭化水素酸塩（レミニール®8mg）1回1錠/1日2回/朝・夕食後．
- **心房細動・慢性心不全に対して➡**ワルファリンカリウム（ワーファリン1mg）1回2.5錠/1日1回/朝食後，ジゴキシン（ジゴシン®0.125mg）1回1錠/1日1回/朝食後，フロセミド(ラシックス®40mg)1回1錠/1日1回/朝食後，スピロノラクトン(アルダクトン®A 25mg)1回1錠/1日2回/朝・昼食後．
- **不眠症に対して➡**ロルメタゼパム（エバミール®1mg）1回1錠/1日1回/就寝前．
- **便秘症など消化管症状に対して➡**イルソグラジンマレイン酸塩（ガスロンN®4mg）1回1錠/1日1回/朝食後，モサプリドクエン酸塩水和物（ガスモチン®5mg）1回1錠/1日3回/毎食前，ファモチジン（ガスター®D 20mg）1回1錠/1日2回/朝・就寝前，センナ（アローゼン®0.5g）1回2包/1日1回/就寝前．

### ▶共有すべき情報は何か

・2週間入院していた．

・入院するまでは比較的温厚な性格で，便秘なし．

・退院後から夜間不眠あり，排便なし，表情が硬くぼんやりしている，自室から出ようとしない，独りごとあり．

・朝から昼食まではときおり笑顔もあり落ち着いていたが，午後3時に易怒性を呈した．

・バイタルサインに著変なし．

・入院中の追加薬剤あり（胃潰瘍治療薬のファモチジン，心不全のジギタリス製剤，睡眠導入剤），計10種剤となっている．

### ▶ほかに確かめることは何か

・退院時サマリーの内容（ケアマネジャーや看護師に確認）．

**⇒独り言や午後の易怒性は入院中にもあったのか，入院中に手を固定するなどの「拘束」対応があったか，なかったかを確認する．**

**⇒退院時のサマリーで確認できないなら病院に出向き，担当していた看護師に様子を聞くとよい．**

### ▶どう対応すればよいか

・急激な発症であり，易怒性に日内変動がある．　**⇒まず主治医に連絡する**

・この時点で「せん妄」を疑うことができれば満点．ミーティングを開いて，せん妄状態について復習したあと，環境に問題はないかチェックし，該当するなら事後策を検討する．

### ▶どのような状態（病態）が想定されるか

せん妄，認知症のBPSD，器質性精神病，躁うつ病，統合失調症など．

**その後の経過・診断**

・主治医経由で精神科医に連絡．**せん妄**と診断され，抗精神病薬が投与された．睡眠導入剤は中止となった．

・4種類用いられていた消化器系薬剤の内容を見直した結果，1剤に減った．

・退院から約1カ月後，状態が落ち着いたため，抗精神病薬を1/4に減量，緩下剤も半量になった．その後は暴言や抵抗なく，抗精神病薬も中止となり，平穏な状態に戻っている．

**診断の根拠**

・入院中は，やむなく両手を拘束して点滴治療が行われており，それによる身体的・精神的ストレスがあったと推測される．

・発病形態が急激で日内変動を示していた．

### ▶医師からのアドバイス

せん妄とは，**意識混濁に加えて幻覚や錯覚，妄想がみられるような状態で，一種の錯乱，寝ぼけ状態**をさします．漢字で書くと「譫妄」となります（「譫」：たわごと，とりとめのないことば，「妄」：みだり，でたらめ，いつわり）．

「急にボケたようになってしまって，自分がどこにいるのか，今日が何月何日かさえわからなくなってしまった」というような例が典型で，特徴としては，急性の発症と症状の動揺，注意力散漫・欠如，思考の混乱，覚醒レベルの変化などがみられます．

多くは，「足で床を叩く」「カテーテルを引き抜く」といった急激な精神運動興奮，あるいは「いまがいつで，どこなのかわからない」「知っているはずの人が誰だかわからない」といった見当識障害によって周囲が発症に気づきます．

有病率は，市中で 14 %，施設入所者で 10 ～ 34 %，救急外来で 30 %，入院患者で 10 ～ 42 %，終末期では 25 ～ 83 %というデータがあり，高齢者ではよくみられる病態です．

## 「機嫌が悪い」とき（せん妄）に求められる対応

- **急激に起こり，機嫌が悪いときと，けろりとしているときがあるなら，せん妄と考える**
- **「認知症があるから仕方ない」と考えず，精神科医に相談しよう**
- **「台風」のような機嫌の悪さがあるときは，家族に面会に来てもらうと気分が安定する可能性がある**
  - 精神症状に大きな変化が起きている場合は，精神科受診を希望しても強い拒絶のため難しい．家族に連絡し，面会（見舞い）に来てもらうと効果的である．
- **バイタルサインの乱れ，摂食状況，排便状況，睡眠状況の変化をチェックする**
- **せん妄の原因，誘因（危険因子）の有無も調べ，あれば除去する**
  - たとえば，生活環境の変化はないか，面会者が減ったなどの変化がないかなどを調べる．また，最近変更された薬はないか，増えていないかなど，薬物内容も確認する．それらが否定されても，血液検査で原因が明らかになることもあるため，病院受診（内科）を考える．
- **せん妄には「保護的」な対応が原則**
  - 夜間でも部屋を適度に明るくして，慣れ親しんだ物品を配置するなど，精神的安定を得られる環境づくりを工夫してみよう．

## 「せん妄」の考え方とチェックポイント

### ●せん妄と認知症症状（BPSD）の区別は難しい

せん妄と，認知症にみられる症状，とりわけ BPSD（p.4 の脚注参照）のちがいは何でしょう．**表 4** に示すとおり，発症様式や変動性にちがいがあります．

しかし実際には，両者の区別が困難な場合は少なくありません．せん妄状態が遷延したのちに，「認知症の BPSD と解釈したほうがよい」といったコメントが精神科医から寄せられたり，それまでついていなかった精神疾患名が新たについたりすることもあります．

認知症の場合，脳血管性認知症とレビー小体型認知症でしばしばせん妄が起き，アルツハイマー型認知症ではさほど起きないといわれます．

事例⑧の H さんも，アルツハイマー型でなく脳血管性認知症でした．

### ●せん妄は「何か」によって起きている

せん妄の多くは二次的に生じます．その人を取り巻く環境に変化が起きたために，もともと不安定だった精神状態がさらに揺さぶられているイメージがあります．

「せん妄」との診断がついたり，疑いがあると指摘されたりした場合は，**身体的ストレス（睡眠不足など）や精神的ストレス（環境の変化や孤立など）の有無**をチェックしてください．思いあたることがあれば是正します．**便秘**はストレスを助長するため，排便コントロールも大事です．

また，せん妄は**薬剤の関与**も知られています．薬剤が増えたり，内容が変わったりしたのちに精神状態に乱れが生じているなら，せん妄を疑ってみる必要があります．

せん妄をもたらす原因となりやすい病態や環境要因は**表 5** のとおりです．調べてみなければ原因がわからないこともあります．原因がさっぱりワカラナイなら，とにかく病院で調べてもらってください．

**表4　せん妄と認知症のちがい**

| | せん妄 | 認知症 |
|---|---|---|
| 発症様式 | 急激（数時間から数日） | 潜在性（数カ月から数年） |
| 初発症状 | **注意集中が困難，興奮，落ち着きのなさ，幻視や妄想**<br>意識障害・見当識障害 | 記憶障害<br>（比較的最近のことを忘れる） |
| 経過と持続 | **変動あり<br>（日内変動あり，日ごとの変動もあり）** | ゆっくりと進行する<br>（年単位） |
| 覚醒水準 | **変動あり<br>（日内変動あり，日ごとの変動もあり）** | 正常 |
| 思考内容 | 無秩序・豊富<br>気分による発言のように聞こえる | 不毛・貧困<br>個人レベルでは整合性あり<br>外部と噛み合わず |
| 経過 | **急性・可逆的** | **慢性・不可逆的** |

表5　せん妄の原因となりやすい病態や環境要因

| 病態・要因 | チェックポイント |
|---|---|
| **環境の変化** | 入所，退院，受診，見舞い者の減少，居室移動といった要素はないか |
| **身体的苦痛** | 疼痛，便秘，尿閉はないか |
| **感覚遮断** | 視覚，聴覚（白・緑内障，高度の難聴）はないか |
| **全身性ストレス** | カテーテル，点滴，室内温度は適切か |
| **薬剤** | ・過活動膀胱，不安神経症，不眠症，けいれん，抑うつ状態などに対する薬剤，ジギタリス，抗ヒスタミン剤，$H_2$ブロッカーを服用していないか<br>・使用薬剤の合計が7種類以上になっていないか |
| **感染症** | 尿路感染症，呼吸器系感染症，蜂窩織炎などの徴候はないか　➡要検査・要皮膚観察 |
| **代謝異常** | 脱水，低血糖，低ナトリウム血症，高カルシウム血症，甲状腺機能異常，ビタミン不足（$B_1$，$B_{12}$，葉酸，ニコチン酸類）などがないか　➡要血液検査 |
| **循環器疾患** | うっ血性心不全，急性心筋梗塞，不整脈などがないか　➡要検査 |
| **中枢神経疾患** | 脳血管障害，慢性硬膜下血腫，脳腫瘍などがないか　➡要検査 |
| **その他の全身疾患** | 貧血，呼吸不全，悪性腫瘍などがないか　➡要検査 |

### ●抗不安剤の投与や説得・制止行為は逆効果

せん妄であることが確定したら，保護的に接することが大事になってきます．気分を安定させようと抗不安剤（いわゆる安定剤，マイナートランキライザー）を用いると逆効果になるのは有名な話です．「○○しましょうよ」といった説得や「○○してはいけません」などの制止行為もまた，逆効果であることを知っておきましょう．

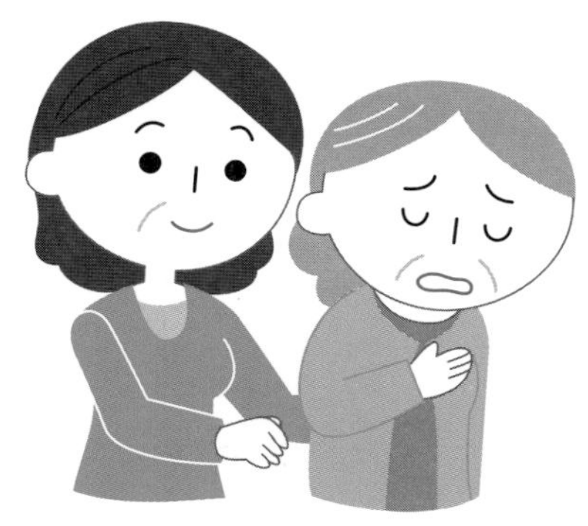

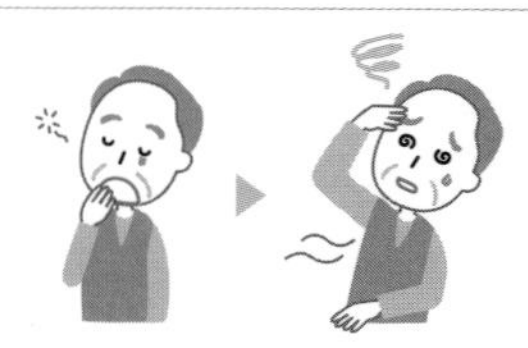

# 5. 低血糖

高齢者では，糖尿病でなくとも血糖の異常がよくみられます．低血糖状態は血糖降下薬を服用している糖尿病患者でみられますが，終末期でもしばしば起こります．

## 事例⑨　食欲低下や倦怠感，易怒性がみられ，その後覚醒レベルが低下したIさん

**概　要**

- **75歳，男性，施設入所．糖尿病，認知症，便秘症あり．**
- **3日前**　体のだるさを訴え，食欲も落ちていた．摂食量は主食3割／副食0～3割程度．介護士から水分補給を勧められたこともあり，お茶はよく飲んでいた．
  糖尿病治療薬はグリメピリド（アマリール®）1剤をその時点で中止した．
- **2日前**　会話がなく，頻繁なあくびが目撃されている．反面落ち着かず，イライラもあり．
- **当日**　朝から意識がもうろうとしている状態で，揺さぶりによりどうにか開眼する程度．
  血圧 120/70mmHg，脈拍数 90/分，体温 36.5 ℃，呼吸数 30/分．民間救急車で病院を受診した．

**使用薬剤**

- **糖尿病に対して**➡グリメピリド（アマリール®1mg）1回1錠/1日1回/朝食後，メトホルミン塩酸塩（メトグルコ®250mg）1回1錠/1日3回/毎食後，アログリプチン安息香酸塩（ネシーナ®25mg）1回1錠/1日1回/朝食後．
- **認知症に対して**➡メマンチン塩酸塩（メマリー®20mg）1回1錠/1日1回/朝食後．
- **便秘症に対して**➡センナ（アローゼン®0.5g）1回1包/1日1回/就寝前．

### ▶共有すべき情報は何か

- 食思不振（食欲低下）あり，摂食量も低下している．
- 糖尿病治療薬グリメピリド（アマリール®）は中止中．
- 会話減少，あくび，落ち着きなくイライラといった症状があり，意識ももうろうとしている．
- バイタルサインは覚醒レベルの低下があり，脈拍数多め，呼吸数著しく増加．

### ▶ほかに確かめることは何か

- 糖尿病治療薬の種類．　**➡インスリン分泌を促す薬剤（スルホニル尿素類や，速効性インスリン分泌促進薬に分類される薬剤）の場合，服用中止後も血糖への影響が残ることがある．**

### ▶どう対応すればよいか

・覚醒レベルが低下し，呼吸数が著しく増えている．　➡病院受診が必要（今回の対応でよい）

### ▶どのような状態（病態）が想定されるか

・低血糖状態，低ナトリウム血症などの電解質異常．

・頭蓋内病変（腫瘍，脳血管障害など）．

・体温は正常だが，重症感染症もあり得る．

**その後の経過・診断**

・病院到着後，覚醒レベルがさらに悪化して開眼しなくなった．著しい低血糖（17mg/dL）が確認され入院となり，**摂食低下に伴う低血糖状態**と診断された．

・糖尿病治療薬の作用は長引くことがあるため，グリメピリド（アマリール®）の関与も否定できない．

**診断の根拠**

・血液検査にて低血糖が観察され，他の血液検査所見で異常がみられなかった．

・ブドウ糖の静脈注射により覚醒レベルが改善した，など．

### ▶医師からのアドバイス

日常的に出会う低血糖は，このような摂食低下でのパターンがほとんどです．低血糖は時間との勝負になってきます．低血糖のときにみられるサインをぜひ知っておいてください．

次の事例は，糖尿病ではないＪさんのケースです．

## 事例⑩　食欲低下や倦怠感，著明な発汗がみられ，その後覚醒レベルが低下したＪさん

**概　要**

・**75歳，男性，施設入所．大腸がん（肝転移あり），廃用症候群あり．**

・腕に小さな入れ墨がある．入浴時，「かわいい猫ちゃんですね」と介護スタッフが言うと「なに！？これは虎だ」と一喝された．しぼんだ皮膚に描かれた絵はたしかに仔猫にみえる．手足は痩せ細っているが，おなかはカエル腹をしている．

・**4日前**　体のだるさを訴え，食欲も落ちていた．摂食量は主食3割／副食0～3割程度．

・介護士から水分補給を勧められたこともあり，お茶はよく飲んでいた．

・糖尿病治療薬の服用はなし．

・**当日**　朝からもうろうとして元気がない．看護師がいない施設のため血糖測定できず．発汗著明．

・バイタルサインは血圧 120/70mmHg，脈拍数 70/分，体温 36.5℃．

・意識は揺さぶりによりどうにか開眼する程度で，民間救急車で病院受診となった．

**使用薬剤**

・**肝機能低下・肝不全に対して**➡分岐鎖アミノ酸製剤配合顆粒（リーバクト®4.15g）1回1包/1日3回/毎食後，ラクツロース（ラクツロース・シロップ60％）1回16mL（1日48mL）/1日3回/毎食後．

## ▶共有すべき情報は何か

・だるさと食思不振（食欲低下）があり，摂食量が低下している．
・栄養状態不良の可能性あり？
・腹水が溜まっている可能性あり？
・意識がもうろうとして元気がなく，発汗著明．
・糖尿病薬は「なし」．
・バイタルサインは血圧，脈拍数，体温は正常．呼吸数は不明．

## ▶ほかに確かめることは何か

・肝機能について，どの程度悪いのか，医師からのコメントはあったか．
・それらの情報が施設内で共有されているか．
・呼吸数は増えていないか．

## ▶どう対応すればよいか

・覚醒レベル低下，発汗著明であるから尋常ではない．➡**病院受診が必要（今回の対応でよい）**

## ▶どのような状態（病態）が想定されるか

頭蓋内病変，肝硬変による肝不全，腎不全，低血糖，肝がん破裂，電解質異常など．

**その後の経過・診断**

・病院到着後，覚醒レベルが悪化し昏睡状態になった．
・**低血糖（28mg/dL）による意識障害**と判断されて入院となった．
・**がんと肝硬変による重度肝障害（肝不全）がベースにある低血糖（昏睡）**と診断された．

**診断の根拠**

・血糖値が低かった．
・画像診断により肝硬変と肝がんが確認された．

## ▶医師からのアドバイス

### ●肝硬変により低血糖が生じるメカニズム

肝硬変では肝臓での処理能力が大きく低下するため，栄養分の合成ができず痩せが進みます．腹水が溜まるほか，解毒分解作用が低下すると，ちぐはぐなことを言ったりすることがあります（肝性脳症）．また，食道静脈瘤が破裂し，大出血をみることもあります．

また，肝硬変患者では糖代謝異常も多くみられます．摂取した糖分をグリコーゲンとして肝にストックすることや，血糖低下によりグリコーゲンから糖を放出することがうまくいかなくなるため，Jさんのように低血糖になる例があるのです．

### ●見逃されやすい高齢者の低血糖

**動悸や発汗，脱力，覚醒レベルの低下**などの症状がある，あるいは**血糖値が 70mg/dL 未満**の場合，低血糖と診断されます．血糖が低下したときに生ずる症状は時々刻々変化します．**図３**に示す出現症状をイメージしておくとよいでしょう．

低血糖を起こす患者のうち約３人に１人は，覚醒レベル低下の前に**急に機嫌が悪くなり，怒りっぽくなる**といった症状がみられます．その段階を越えるとけいれんや覚醒レベルの低下が生じてきます．もはや早急に手を打たないと危険な状態といえます．

特に高齢者では，発汗や手のふるえ（振戦），動悸などの交感神経症状があまりみられず，多くは中枢神経症状を中心とした**非典型的な症状**を呈するため，周囲も本人も気づかぬまま進行し，意識消失などの重篤な低血糖症状に至ることがあり，注意が必要です．

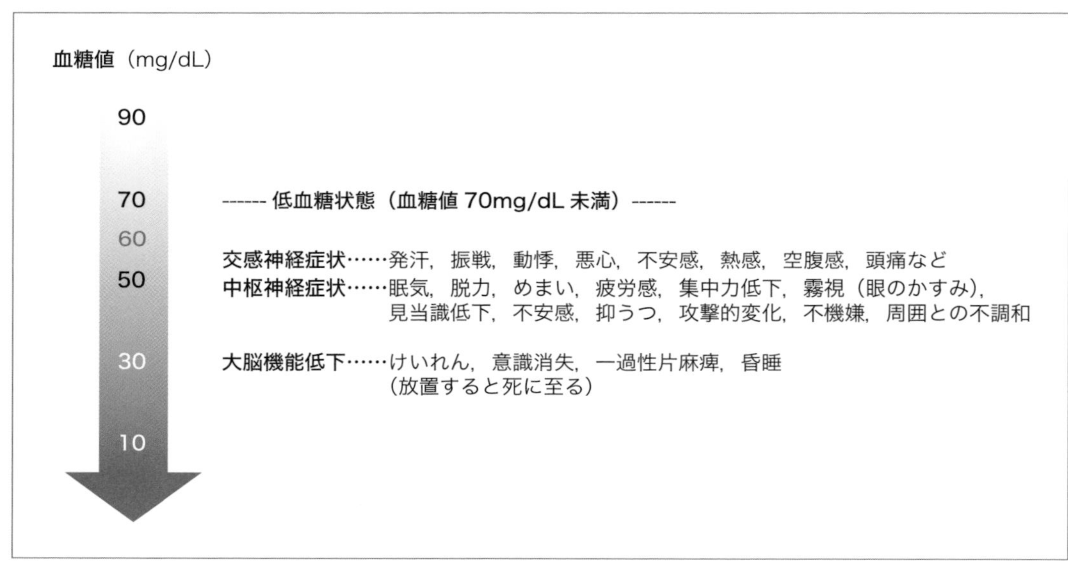


図３　血糖値の低下に伴って出現する症状

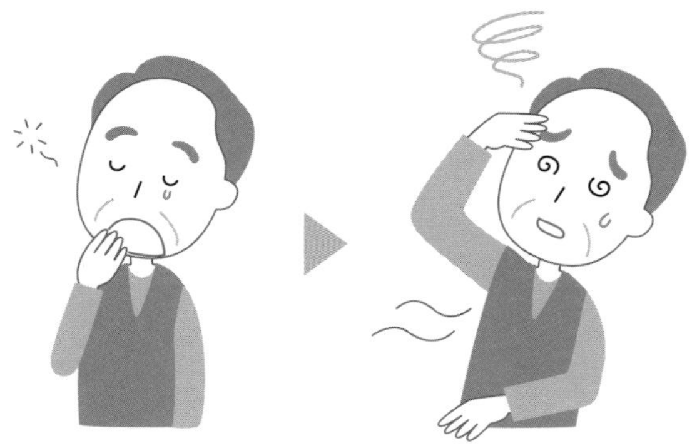

## 「低血糖」のときに求められる対応

- **糖尿病治療薬は，中止後も効果が持続することがあるため要注意**
  - 「糖尿病治療薬の服用をやめたから低血糖は起こらない」と考えてはいけない.
- **低血糖は命にかかわる！　迅速に対応しよう**
  - 短時間のうちに重症化するため，放置されると脳への不可逆的ダメージが生じ，死に至ることもある.
- **低血糖が疑われるなら，糖分(人工甘味料以外)が含まれる食品を摂取させよう**
  - ペットシュガーや飴玉など，人工甘味料ではない甘い食品を選ぶ.
  - ブドウ糖やペットシュガーの摂取による高血糖の心配は不要である.
- **緊急時の低血糖患者対応として，ブドウ糖を常備しておこう**

## 「低血糖」の考え方とチェックポイント

### 気づかれないと危険な低血糖―適切な初期対応を！

低血糖がなぜ危険かといえば，低血糖が長引くことで脳へのダメージが起き，死へのリスクが高まるからです．初期対応のポイントは以下のとおりです．

- **低血糖が疑われるけれども，昏睡に至っておらず，経口摂取が可能な場合**：ブドウ糖 10g（ドラッグストアなどで購入）を食べさせてください．手元にペットシュガーがあればそれでもかまいませんが，無効の場合があります※1.
  ブドウ糖を持参していないときは，売店や自動販売機で清涼飲料※2 を購入して飲ませます．製品ラベルの原材料欄に「ブドウ糖」や「砂糖」と表示されているものがよく，「カロリー控えめ」といった表示があるものは避けます.
  出現している症状が低血糖によるものであれば，ブドウ糖の摂取により即座に回復しますが，そこで安心することなく病院に搬送してください．低血糖は遷延する例が多いため，ほっとして放置していると，ふたたび低血糖状態が出現することがあります.
- **覚醒レベルが低下していて，経口摂取が困難な場合**：低血糖では，覚醒レベルが落ちているケースが大半です．その状態で糖類を経口摂取させようと試みても不可能です．無理やり覚醒させて飲ませようとすれば，たちまち誤嚥するはずですから，ブトウ糖の静注を行います.

---

**※1 Comment**　アカルボース（グルコバイ®）やボグリボース（ベイスン®）などα-グルコシダーゼ阻害薬に分類される糖尿病治療薬は，ショ糖（砂糖）などの二糖類や多糖類の消化スピードを遅らせることで食後の血糖上昇を抑えている．そのため，本薬剤を服用している場合はペットシュガー（ショ糖・砂糖）を摂取させても速やかな血糖上昇が期待できない.

**※2 Comment**　市販されている飲料のうち，ショ糖を 5g/100mL 以上含む製品としては，「オランジーナ」「なっちゃんオレンジ」「ビックル」（いずれもサントリー）などがある.
5g/100mL 以下ではあるが低血糖対応時に使用できる飲料としては，「ウィルキンソン ジンジャエール」「三ツ矢サイダー」「バヤリースオレンジ / アップル」（いずれもアサヒ飲料），「コカ・コーラ」（コカ・コーラボトラーズ）がある（アルフレッサ株式会社資料による）.

低血糖状態に対するブドウ糖投与は，後遺症を残さないためにも発見後速やかに行う必要があるため，現場で静注ができることが理想的です．看護師であれば，**50％ブドウ糖液40mL静注ができるよう，医師から事前指示をもらっておくとよい**でしょう（50％ブドウ糖液20mL＝ブドウ糖10gに相当）．病院でも，救急搬送された低血糖患者に対する初期対応はまずブドウ糖液の静脈内投与と決まっています．

意識がないか，覚醒レベルが大きく低下している場合は，（ブドウ糖静注のあと）ただちに病院に搬送しましょう．

**●低血糖を起こすのは糖尿病患者だけではない**

低血糖状態は，血糖降下薬を服用している糖尿病患者でよくみられますが，糖尿病以外でも，敗血症，肝硬変，がん，低栄養などで低血糖が起こることがあります．また，高齢者向けの有料施設や住宅には飲酒者もいますが，アルコールは肝臓の働きを抑制するため，血糖値が低下しても肝臓からブドウ糖が放出されず低血糖になりやすく，かつ低血糖からの回復を遅らせます．そのため，高齢者は糖尿病治療薬を服用していなくても低血糖になることがあると認識しておく必要があります．

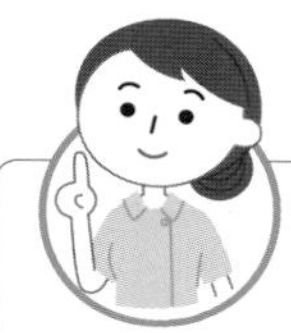

ワンポイント MEMO

**⑥食止めや摂食ムラがあるときはインスリン分泌を促す薬に注意！**

食止めや摂食ムラ，食思不振などによって通常より食べる量が少なくなっているにもかかわらず，いつもどおり糖尿病治療薬を投与すると，低血糖が起きることがある．このようなとき，糖尿病治療薬をどのタイミングで投与あるいは中止すればよいかがしばしば問題となる．医師と相談して決めておくとよいだろう．筆者らが実行している処方例を以下に示す．

**●食止めや摂食ムラがあるとき「中止」する薬剤　⇒インスリン分泌を直接促す薬剤**

グリメピリド（アマリール®），グリベンクラミド（オイグルコン®），ナテグリニド（ファスティック®，スターシス®），ミチグリニドカルシウム水和物（グルファスト®），レパグリニド（シュアポスト®）など．

**●摂食ムラがあるとき「慎重投与」する薬剤　⇒単剤では低血糖が起きないとされる薬剤**

ピオグリタゾン塩酸塩（アクトス®），メトホルミン塩酸塩（メトグルコ®），ボグリボース（ベイスン®），アカルボース（グルコバイ®），シタグリプチンリン酸塩水和物（グラクティブ®，ジャヌビア®），ビルダグリプチン（エクア®），アログリプチン（ネシーナ®），リナグリプチン（トラゼンタ®）など．

つまり，食止めや摂食ムラがあるときには，**インスリン分泌を直接促す薬を中止**し，そうでない薬剤は，**血糖チェックをしながらの慎重投与**をしている．添付文書やメカニズムからは「単剤では低血糖が起きない」とされる薬剤であっても，他の薬剤と併用している例や，栄養不良状態にある例，過度のアルコール摂取がみられる例などでは低血糖が起きうるため，血糖チェックは必要である．

なお，超高齢者の糖尿病では，グッドコントロールをめざして厳しく管理すると，しばしば低血糖に陥る．低血糖発作をしばしば起こすようになったら，主治医に相談して指示を仰ぐとよいだろう．

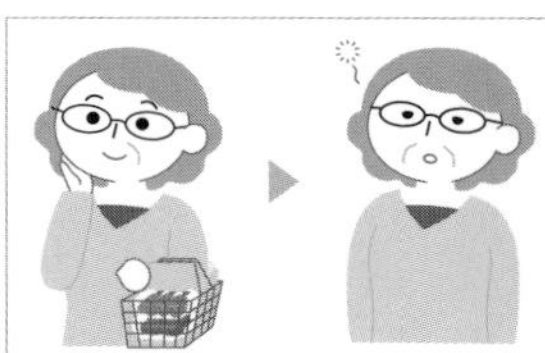

# 6. 高血糖

高齢者における高血糖状態の多くは糖尿病患者にみられます．治療を受けている例で起こる場合がほとんどです．

## 事例⑪ 倦怠感や食欲低下，口腔乾燥がみられ，覚醒レベルが低下したKさん

**概要**

- **75歳，女性，在宅．糖尿病，認知症，便秘症あり．**
- 独居だが笑顔が絶えない方，ころころした体型をしている．本人が「なんでも屋」とよぶ駅前のスーパーで，惣菜をかごいっぱいに入れているところをしばしば目撃されている．
- **5日前** 訪問看護で体のだるさの訴えあり．食欲も落ちていた．摂食量は主食7割／副食3～5割程度で，ムラがある．糖尿病治療薬は2剤のうち，1剤だけ服用していたという．看護師から水分補給を勧められたこともあり，お茶はよく飲んでいた．
- **当日** 朝からボーっとしていて元気がない．到着した看護師がバイタルサインを確認したところ，血圧 120/70mmHg，脈拍数 130/分，体温 37.8 ℃，呼吸数 22/分，$SpO_2$ 96 %．口唇は皮がむけてパリパリに乾き，口腔内の乾燥もある．救急車で病院受診となった．

**使用薬剤**

- **糖尿病に対して**➡グリメピリド（アマリール® 1mg）1回1錠/1日1回/朝食後，リナグリプチン（トラゼンタ® 5mg）1回1錠/1日1回/朝食後．
- **認知症に対して**➡ガランタミン臭化水素酸塩（レミニール® 8mg）1回1錠/1日2回/朝・夕食後．
- **便秘症に対して**➡酸化マグネシウム（酸化マグネシウム錠 330mg「ヨシダ」）1回1錠/1日3回/毎食後，センノシド（プルゼニド® 12mg）1回1錠/1日1回/就寝前．

### ▶共有すべき情報は何か

- 食思不振（食欲低下）あり，摂食量は主食７割／副食３～５割程度，ムラあり．
- 糖尿病治療薬１剤服薬中（処方された薬剤のうち，どれを服用していたかは不明）．
- 覚醒レベル低下，口唇，口腔内の乾燥あり．
- バイタルサインは脈拍数が増加，体温上昇，呼吸数やや多め．

### ▶ほかに確かめることは何か

- 体温上昇・脈拍数増加はいつからみられるか．

### ▶どう対応すればよいか

・覚醒レベル低下と脈拍数増加，体温上昇などがみられ，口腔乾燥もある．

➡病院を受診する（今回の対応でよい）

### ▶どのような状態（病態）が想定されるか

・糖尿病による高血糖性障害（覚醒レベルの低下）．

・感染症，脱水症．

**その後の経過・診断**

・病院内で覚醒レベルがさらに悪化し，刺激しても目覚めない状態になった．

・著しい高血糖（720mg/dL）に加え，血液検査で白血球増多と炎症反応強陽性，尿検査で尿路感染症が確認され，入院となった．

・**感染症による非ケトン性高浸透圧症候群と，それによる覚醒レベル低下（前昏睡～昏睡状態）**と診断された．

**診断の根拠**

・血糖が著しく高かった（600mg/dL以上）．

・血中にケトン体を認めず，血液が酸性ではなかった．

・血漿浸透圧の上昇が確認された．

### ▶医師からのアドバイス

**高血糖**に**脱水**が加わることで意識障害や昏睡が生ずる**非ケトン性高浸透圧症候群**は，**経口血糖降下薬**による治療が行われる**2型糖尿病**の高齢者に多くみられます．Kさんの覚醒レベルの低下も，非ケトン性高浸透圧症候群が原因であると判断されました．

入院後，自宅の残薬を確認した結果，服用を持続していた糖尿病治療薬はリナグリプチン（トラゼンタ®）であることが判明しました．

なお，低体温や腹痛を伴う高血糖性の意識障害・昏睡は，**インスリン注射**の治療をしている**1型糖尿病**に多くみられます（**糖尿病性ケトアシドーシス**）．

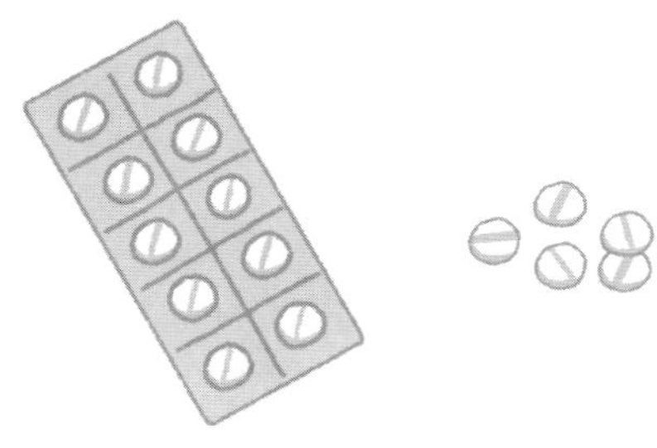

## 「高血糖」のときに求められる対応

- **高血糖がみられたら，「食事の乱れ」「間食」「感染症」「脱水」「覚醒レベル」を確認しよう**
  - 特に，感染症や脱水は高血糖の引き金になる．
- **糖尿病治療薬を服用しているにもかかわらずHbA1c値が高いならば主治医に連絡を**
  - 糖尿病治療薬を服用していても HbA1c 値が高い（10.0 %以上など）なら，治療の見直し時期（服用薬剤変更もしくはインスリンに切り替えるなど）かもしれない．主治医に連絡しよう．
- **間食をしている場合は提供元を確認しよう**
  - 有料施設では外出が自由なので，本人が買いに行っている例が多い．特養や老健では家族が持ち込んでいる例が大半．
- **高血糖やコントロール不良の糖尿病については，その怖さ（リスク）について医師から説明してもらおう**

## 「高血糖」の考え方とチェックポイント

**●「糖尿病＋感染症（または脱水症）＝高血糖」とおぼえておく**

糖尿病に感染症や脱水が合併すると，血糖は短時間のうちに上昇します．つまり，高血糖を改善するには感染症の除去が必要ですから，医師に連絡をしましょう．

**●短期間の高血糖状態なら改善の余地あり！**

「低血糖」（p.57 ～ 62）の項目で，「低血糖は命にかかわる．短時間のうちに重症化する」と述べましたが，高血糖については，短時間で即座に命にかかわる状態にはならず，改善の余地が残されています．しかし，高血糖の状態が長く続けば，覚醒レベルが低下し，全身状態は一気に悪化します．

---

**Q8** 高血糖状態が長く続くと，どのような症状がみられますか？

**A8** 高血糖状態が長く続くと，さまざまな合併症が起き，それらの合併症は生活予後や生命予後を左右しかねない．

急性に起こる高血糖では，感染症，脱水，多臓器不全を生ずる可能性が高くなる．

慢性的な高血糖では，微小血管障害（網膜症，腎症，神経障害）が進むほか，大血管障害（脳，冠動脈の血管壁硬化）を生ずる可能性が高くなる．それらにより失明，透析，火傷（神経障害により感覚が鈍くなるため），足壊疽（下肢切断になる）などが起こりうる．

---

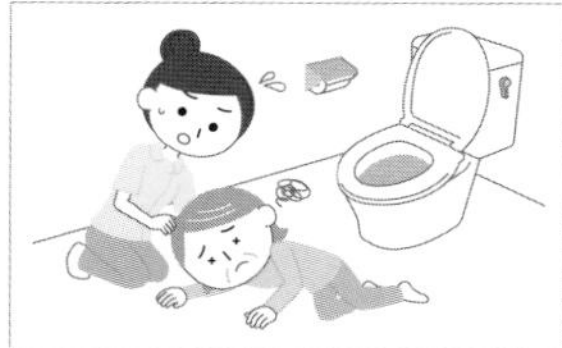

# 7. 意識がない

意識が途絶えることは，本人だけでなく周囲に居合わせた人にも動揺を与えます．

幸い意識が戻っても，経過観察でよいのか，それとも病院に行ったほうがよいのか，ただちに病院に行かなくてはいけないのかの判断に悩むといった声をよく耳にします．

事例⑫，⑬では，保たれていた意識が失われる「場面」について考えてみます．脳が関係してくる話なので煩雑ですが（p.79のワンポイントMEMO⑧参照），ひとつだけ覚えておいてほしいことがあります．短時間で意識が戻る「意識消失（失神）」と，意識がない状態が延々と続く「意識障害」とは，似て非なる状態にあるという点です．

## 事例⑫　排便後，トイレ内で意識消失したLさん

**概　要**

- **84歳，女性，施設入所．糖尿病，高血圧症，症候性てんかんあり．**
- 入所後から頑固な便秘があり，10日間排便がないときは市販の浣腸をしている．
- 今回も7日間排便なし．坐薬を用いて排便を促したところトイレにて排便あり．その直後トイレ内で意識消失し，そのまま転倒．
- バイタルサインは血圧100/50mmHg，脈拍数70/分，体温36.2℃．
- 居室に移動し，ベッドに寝かせたところで意識が戻った．

**使用薬剤**

- **糖尿病に対して➡**グリメピリド（アマリール® 1mg）1回1錠/1日1回/朝食後．
- **高血圧症に対して➡**ニフェジピン徐放剤（アダラート® CR 20mg）1回1錠/1日1回/朝食後．
- **症候性てんかんに対して➡**バルプロ酸ナトリウム（デパケン® R 200mg）1回2錠/1日2回/朝・夕食後，レベチラセタム（イーケプラ® 500mg）1回1錠/1日2回/朝・夕食後．

### ▶共有すべき情報は何か

- 頑固な便秘あり．
- 坐薬使用後，排便後に意識消失したが，意識はその後回復．
- バイタルサインは血圧が低めであること以外は正常．

### ▶ほかに確かめることは何か

- 意識を失ったのは初めてか．過去にも経験しているならば，どういう状況で起きていたか．
- 服用している薬剤．　**➡特に症候性てんかんに対する薬剤を適切に与薬・服用していたか．**

### ▶どう対応すればよいか

・本例では意識が戻ったが，戻っていない場合でも，脳血流を確保する目的から枕をはずし，足を高めにした状態で様子をみる．

➡**覚醒レベルと血圧が安定してきたら医師に連絡し，その後の指示を待つ．**

### ▶どのような状態（病態）が想定されるか

・起立性低血圧，神経調節性失神（血管迷走神経反射性失神），洞不全による高度徐脈，てんかん発作など意識消失発作を起こす状態．

**その後の経過・診断**

・病院に搬送された．搬送後のバイタルサインは血圧 100/50mmHg，脈拍数 70/分，呼吸数 15/分，体温 36.2 ℃，$SpO_2$ 98 %．

・てんかんや心血管系の異常は否定され，**神経調節性失神（迷走神経反射）または起立性低血圧**と診断された．

・新たな薬剤として，緩下剤センノシド（プルゼニド®）が投与され，排便コントロールをするよう指示されて帰所となった．

**診断の根拠**

・心電図と脳波は正常で，血液検査所見も異常なかったため，除外診断から迷走神経反射による神経調節性失神がもっとも考えやすいとの結論になった．

・血圧が低めであること，臥位から立位になったときの血圧が保持されずにやや低下することから，起立性低血圧の可能性もある．

### ▶医師からのアドバイス

Lさんの例のように，意識消失の原因が神経調節性失神や起立性低血圧によると診断された場合，似た状況でふたたび意識消失が起きたとしても，病院を受診する必要はないでしょう．

高齢者は自律神経系が不安定な状態にある例が少なくありません．閾値（発火点）が低いため「ちょっとしたこと」で症状が出ます．「ちょっとしたこと」としては，臥位から立位になったとき，労作時，首をひねったとき，咳や排尿・排便後などが知られています．

本例とは異なりますが，認知症のなかのレビー小体型認知症では自律神経障害による起立性低血圧や失神がよくみられます．

なお，Lさんは症候性てんかん（脳の障害や損傷などなんらかの原因によって起こるてんかん）の薬を服用していますが，てんかんの症状を抑えるための抗けいれん薬を服用していても，てんかん発作を防げないことがあります．そのような場合は薬剤の見直しがされ，新たな抗けいれん薬が上乗せされる場合があります．

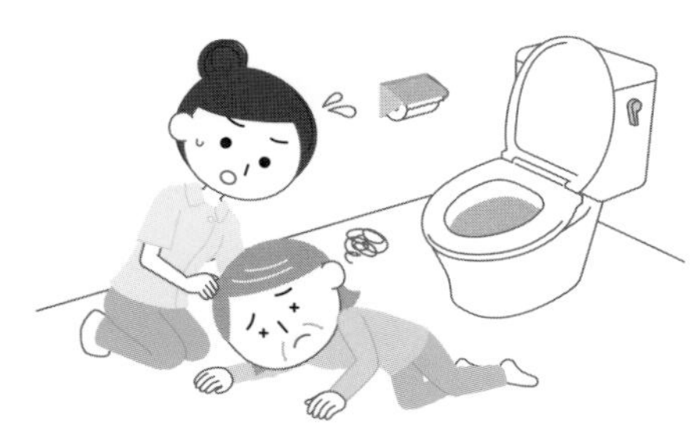

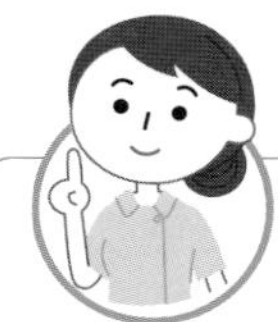

ワンポイント MEMO

### ⑦自然回復する「意識消失」と，治さないと回復しない「意識障害」

「意識消失（失神）」とは，一時的に意識がなくなったものの，そのあと完全に元のレベルまで意識が回復する状態をいう．多くは5分以内で，脳全域の血流低下が一時的に起きたときに生じる．

一方，意識のない状態が5分以上続くときは「意識障害」とよばれ，脳全体の血流低下や活動性の低下が「持続的に」生じていることを意味する．意識障害は治さない限り，元の状態には戻らない．

医療の分野では，「意識消失（失神）」と「意識障害」を分けて考えてきた．理由は2つある．

1つは意識消失（失神）には，医療措置を要する病的な徐脈（深刻な伝導障害による心拍数の減少が代表）や頻脈（電気的短絡路による心拍数の増加が代表），大動脈解離など，早期発見で治療できる心血管系の異常が含まれているためである．

もう1つは，すでに述べたとおり意識消失（失神）は自然に回復するケースが大半であるが，意識障害のほうは原因を突き止めて手を打たない限り自然な回復が見込めないからである．

## 事例⑬　施設入居中の姉の面会に来て，会話している途中に意識消失したMさん

**概　要**

- **78歳，女性，施設訪問者．乳がん術後，高血圧症，便秘あり．**
- 三人姉妹の真ん中（次女）．翻訳を主体とした社会活動をいまも続けている．
- 長女が入居している施設に三女とともに面会に来て，姉妹3人で話していたときに気を失って倒れた．
- 三女の話では「顔色が悪いなあと思っていたら会話が減り，そのうち上半身がぐらついたので思わず支えたが，倒れ込むようにして床に座り込んだ」「上半身にびっしょり汗をかき，呼びかけに応じないため，施設スタッフに連絡して救急車を呼んでもらった」とのこと．
- 2年前の血圧は134～148/76～82mmHg．血圧が高めということで，かかりつけ医に降圧剤を勧められ服用していた．
- 76歳になる三女が振り込め詐欺に遭ったこともあり，この2カ月間は睡眠時間が3時間前後に減っていたという．

**使用薬剤**

- **乳がんに対して➡**アナストロゾール（アリミデックス® 1mg）1回1錠/1日1回/朝食後．
- **高血圧症に対して➡**ロサルタンカリウム・ヒドロクロロチアジド（プレミネント®配合錠LD；ロサルタンカリウム50mg，ヒドロクロロチアジド12.5mg）1回1錠/1日1回/朝食後．
- **便秘症に対して➡**センナ（アローゼン® 0.5g）1回1包/1日1回/就寝前．

### ▶共有すべき情報は何か

・降圧剤を服用している.
・心配ごとがあり，睡眠時間が短くなっていた.
・顔色が悪く，倒れ込むようにして床に座り込んだ.
・上半身に汗をかき，呼びかけに応じない.

### ▶ほかに確かめることは何か

・精神面でのケアは受けていたか．聞き役としての家族（配偶者など）はいたか.

### ▶どう対応すればよいか

・救急車が来るまでは脳血流を確保するために枕をはずし，足を高めにした状態にして様子をみる．そのあとは救急搬送でもよいので病院に送る準備に入る.

### ▶どのような状態（病態）が想定されるか

・起立性低血圧，神経調節性失神，洞不全といった心原性失神など意識消失発作を起こすすべての病態.
・不適切な薬剤投与や過労.

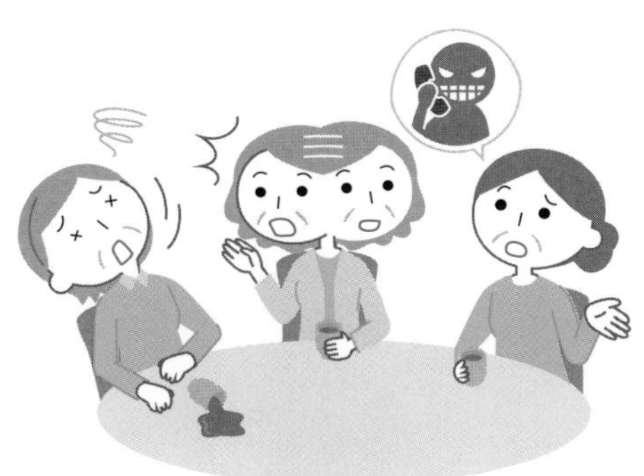

**その後の経過・診断**

・病院に搬送される途中の救急車の中で覚醒した.
・救急車でのバイタルサインは血圧80/40mmHg，脈拍数120/分，整，呼吸数26/分，体温36.2℃.
・念のため精査入院となり，**意識消失発作（失神）と，降圧剤による低血圧（薬剤および起立性低血圧の疑い）**と診断された．背景に過労ありとの指摘も受けた.
・降圧剤が中止され，5日間の入院を経て退院となった．その後の血圧は平均130～150/80mmHg前後だったが，ときに160/80mmHgなどの値が出ることからアムロジピン（アムロジン®OD 2.5mg）1回1錠/1日1回/朝食後が導入された．その後の血圧は平均120/70mmHgと落ち着いている.

**診断の根拠**

・心電図と脳波は正常で，血液所見にも異常なし.
・血圧が低いが，降圧剤を服用していることから薬剤性低血圧が最も疑われた.
・症状発現には心身疲労の状態も関係していたと想像される.

### ▶医師からのアドバイス

倒れたあとのＭさんの血圧は低く，脈拍数や呼吸数も多いようです．Ｍさんの場合，降圧剤による低血圧が意識消失の一因と診断されました．降圧剤の効果は人により差があり，しかも高齢者は薬剤が「効きやすい」ので，導入（開始）は配合剤より単剤が好まれます．単一成分の薬剤を少量から開始したほうが無難だからです．

過労や精神的な揺さぶりにより，呼吸器症状（過呼吸など）や循環器症状（低血圧など）がしばしば出現する点は，若い人と同じです．

## 「意識がない」ときの考え方とチェックポイント①

### ●高齢者に多いのは神経調節性失神と起立性低血圧

意識消失（失神）については興味深いデータがあります（図４）．まず，65歳から74歳までの高齢者では，神経調節性失神が圧倒的に多いことがわかります．不安，痛み，興奮，排尿，排便などにより迷走神経活動が盛んになって気を失うというパターンです．体内では末梢血管の拡張による血圧低下，心拍数低下，脳血流の低下といった反応が起きています．

一方，75歳以上の高齢者では起立性低血圧※1が増えてきます．その割合は，神経調節性失神と同等です．臥位から立位になったときや長時間の立位で気を失う起立性低血圧は，消化管出血（消化性潰瘍，大腸がんなど），薬剤性（降圧剤，抗精神病薬，抗うつ剤など）のほか，自律神経

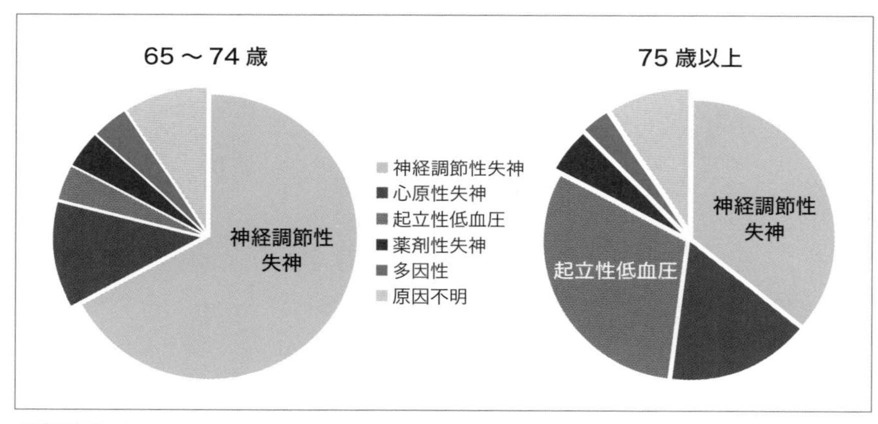


図4 高齢者の「失神」原因
**医療では**，不整脈や器質的疾患（心疾患や肺塞栓症，急性大動脈解離など）によって引き起こされる**心原性失神**が重視（治療）される．
薬剤性失神の原因薬剤には降圧剤，抗精神薬，抗うつ剤，MAO阻害剤（抗パーキンソン病）などがある．血圧が低すぎないか，最近加わった薬剤はないかを確認する．
〔Ungar A, et al : Italian Group for the Study of Syncope in the Elderly : Diagnosis and characteristics of syncope in older patients referred to geriatric departments. J Am Geriatr Soc, 54(10) : 1531-1536, 2006.より〕

※1 Comment　起立性低血圧は早朝，入浴後，食後に起きやすく，睡眠不足によって生じることもある．

障害が原因として知られます．

自律神経障害を起こす疾患の代表はパーキンソン病，レビー小体型認知症，糖尿病の３つ．これらの疾患は起立性低血圧を起こしやすいのですが，多くは５分以内で覚醒して元に戻ります．また，アルコール依存・中毒でも自律神経障害が起きます．物品購入や人の出入りが比較的自由な有料施設では恒常的に飲酒している例をしばしば見かけますが，注意したいところです．

**● 「経過観察」から「要治療」まで幅広くみられる意識消失（失神）**

高齢者の意識消失（失神）でみられる特徴をまとめてみます．

- ●頻度としては，「とりあえず経過観察していてもよい」状態が多い．
- ●背景としては，高度の徐脈（脈が極端に少ない）や貧血など，治療を要する病態が原因で意識消失が二次的に起きているケースがあり，注意を要する．
- ●失神を繰り返す例では「自律神経障害」が起きていないか，疾患名や薬剤のチェックが望まれる．幻視や幻覚があったり，食後に座っているうち昏々と眠りこむようなシーンがよくみられるなら，レビー小体型認知症かもしれない．

意識が途絶える例では，事例⑫，⑬のように救急搬送されても１日か２日で退院となる例から，中長期入院になる例までさまざまです．そこで，次の事例からは，搬送前や帰所後の対応を中心に考えてみましょう．

## 事例⑭　インフルエンザと診断されて6日後に意識障害がみられたNさん

**概　要**

- **84歳，男性，施設入所．慢性閉塞性肺疾患（COPD），古い脳梗塞あり．**
- 長身で痩せている．ベッド上での時間が長くなっているが，$SpO_2$は平均94 %と在宅酸素療法を導入するまでには至っていない．
- 同室者がインフルエンザを発症．その2日後に，Nさんも38.9 ℃の体温上昇，翌日インフルエンザと診断され，抗インフルエンザ薬が投与された．
- 食欲はやや落ちたものの，平均摂食率は主食5割/副食8割．
- 診断4日後から元気なく，食思不振（食欲低下）あり．
- 診断6日後，午後3時の検温のとき看護師より「体温上昇あり．意識レベルが急に低下したからTIA（一過性脳虚血発作）が起きたみたい」と報告を受け，別の看護師がかけつけたところ，呼びかけに対して反応がなかった．
- バイタルサインは血圧 114/50mmHg，脈拍数 100/分，呼吸数 25/分，体温 37.8 ℃，$SpO_2$ 90 %．

**使用薬剤**

- **慢性閉塞性肺疾患（COPD）に対して**➡テオフィリン徐放剤（テオドール® 200mg）1回1錠/1日2回/朝・夕食後，カルボシステイン（ムコダイン® 500mg）1回1錠/1日3回/毎食後，ツロブテロール（ホクナリン® テープ 2mg）1回1枚/1日1回/昼食後，チオトロピウム臭化物水和物（スピリーバ® 吸入用カプセル 18μg）1回1カプセル/1日1回/朝食後にハンディヘラーにて吸入．
- **古い脳梗塞に対して**➡ニセルゴリン（サアミオン® 5mg）1回1錠/1日3回/毎食後．
- **インフルエンザに対して**➡オセルタミビルリン酸塩（タミフル® 75mg）1回1カプセル/1日2回・5日間/朝・夕食後．

## ▶共有すべき情報は何か

- インフルエンザの発症あり．
- 元気なく食思不振．その後の発熱と覚醒（意識）レベル低下．呼びかけに反応せず．
- 慢性閉塞性肺疾患（COPD）あり．
- バイタルサインは脈拍数・呼吸数が多く，$SpO_2$ が低い．

## ▶どう対応すればよいか

- 本例ではバイタルサイン所見が得られたから，心臓が動き，血流は確保されていることがわかる．つまり「心肺は動いているが，意識がない」状態である※2．
- 覚醒レベルが低下※3 し，呼吸数が多いなどバイタルサインに異常あり． ➡**病院に搬送する**

## ▶どのような状態（病態）が想定されるか

- 肺炎（細菌性，ウイルス性，マイコプラズマ感染症など），誤嚥性肺炎，肺化膿症，膿胸といった感染性呼吸器疾患．
- 基礎疾患（COPD）の増悪など．

**その後の経過・診断**

- 病院に搬送され，**肺炎およびCOPD（慢性閉塞性肺疾患，肺気腫）の増悪による意識障害**と診断された．2週間の入院後，帰所した．

**診断の根拠**

胸部CTで，左右の肺に広汎な浸潤影がみられた．

---

**※2 Comment** もし，心臓が動いておらず，呼吸もしていないなら，心肺停止状態であり，蘇生が必要である．

**※3 Comment** 覚醒レベルが低下した状態を目の当たりにすると，「TIA（一過性脳虚血発作；transient ischemic attack）が起きたみたい」といった意見がよく出る．テレビドラマならともかく，TIA で覚醒レベルが落ちる頻度は低い．検査ができない施設では先入観による決めつけをせず，全身の観察やバイタルサインの確認を行い，確率が高いものから考えるクセをつけたい．

## ▶医師からのアドバイス

### ●肺炎による意識障害への対応

肺炎もCOPDも，肺胞にダメージが生じています．ガス交換をする場が肺胞なので，病変が広汎に及ぶと著しい呼吸苦が生じて，Nさんのように意識がなくなることがよくあります．特に肺炎は，炎症によって生じた水分で肺胞内が占拠されているため，溺水にも似た状態と考えられます．肺炎は「水」を除去しない限り良くなりませんが，残存している肺胞で効率よくガス交換をしてもらう目的で酸素投与を行います．ただし血中に二酸化炭素が多い場合は，高濃度酸素を与えることで呼吸中枢への刺激が減り，呼吸が止まる危険があります．

治療としては，「水」を追い出し，肺胞をきれいにしてくれる薬剤として，抗生剤とステロイド剤が点滴で用いられます．

### ●舌の咬傷や失禁がみられたら「てんかん」の可能性あり

バイタルサインが得られたら，次に口の中を見てください．もし，**舌の縁を噛んだ痕**があるなら，てんかんの可能性があります．また，てんかんであれば失禁もしているため，**失禁を伴っているか**どうかもチェックします．舌を噛んだ痕と失禁があるなら，看護師や医師へ連絡し，医療機関を受診しましょう．

Nさんのように脳梗塞の既往がある（陳旧性脳梗塞）例では，症候性てんかんによるけいれんがしばしばみられます．ただし，てんかんは頭部CTではわからないため，脳波がチェックされます．舌を噛んだ痕がなく失禁もないのであれば，このまま様子をみていてよいか，それとも病院搬送が必要かの判断に迫られます．そんなとき頼りになるのは，やはりバイタルサインです．

### ●搬送のよりどころになるバイタルサイン

Nさんの事例では，病院搬送が必要と判断できますが，その判断のよりどころとなったのは次のバイタルサインです．

**①呼吸数が25/分**：p.20の表2のとおり，**呼吸数25/分以上は緊急事態のサイン**です．救急車でもよいので，すぐに医療機関を受診すべきです．

**②脈拍数の増加と発熱あり**：Nさんは脈拍数増加と発熱がみられます．「脈拍数の増加と発熱がある」ときは，細菌感染を起こしている場合があります．細菌感染症が疑われるかどうかを判断する上で参考になるのが「**Δ（デルタ）20ルール**」です（p.18，p.82参照）．

Nさんの普段の脈拍数と体温を教えてもらったところ，脈拍数は平均で65/分前後，体温は平均で36.4℃でした．

Δ20ルールにあてはまるか計算してみましょう．

**Δ脈拍数……100 − 65 = 35　　Δ体温……37.8 − 36.4 = 1.4**

**Δ脈拍数／Δ体温……　35/1.4 = 25** ➡ ＞20　であるため細菌感染が疑われます．

Nさんは覚醒レベルが低下しており，さらに細菌感染を起こしていれば，施設では手に追えません．つまり悠長に観察していてよい状況ではありません．看護師を呼ぶか，看護師がいなければ医療機関受診への手配を急いで進める必要があります．

このように，搬送すべき状況かを判断するためにも，普段（いつも）の数値を知っておくことが大切です．**普段の数値を把握していなければΔ計算はできません．**

Nさんの事例では呼吸数が25/分と多く，$SpO_2$が低く，COPDもあったことから，看護師判断で病院搬送となりました．

●**酸素投与に伴うリスクに注意**

Nさんは$SpO_2$が90％と低く，意識障害もあるため，「病院搬送が必要．ただし救急車が到着するまで少しでも早く酸素を投与したほうがよいのでは？」と考えた方もいらっしゃるかもしれません．しかし，患者の状態によっては酸素投与により重篤な病態に陥ることがあり，注意が必要です．

Nさんのように慢性の呼吸器疾患があって，$SpO_2$も平均94％とよくない場合，ふとしたことで高二酸化炭素血症（動脈中の二酸化炭素分圧が高い状態）が生じます．高二酸化炭素血症がある状態で高濃度酸素を投与すると呼吸が抑制され，自発呼吸の減弱や心肺停止に陥るおそれがあります（$CO_2$ナルコーシス）．

医療現場では，救急隊からの情報をもとに医師が酸素流量・濃度を判断し，酸素投与が開始されますが，高二酸化炭素血症があるかどうかが確認できるまでは，$CO_2$ナルコーシスを防ぐために低濃度酸素（0.5～1.0L/分程度）が用いられます．

救急隊の到着までかなりの時間を要するときや大災害時など，低濃度酸素に限りやむなく投与せざるをえない場面もあるでしょうが，そのような特殊な例を除いては，酸素投与を行わないほうが無難でしょう．救急車到着時や救急車での搬送途上で，呼吸停止に陥るリスクが増すためです．

## 事例⑮　倦怠感と食欲低下があり，徐々に覚醒レベルが低下したOさん

概　要

- **84歳，女性，在宅．糖尿病，慢性心不全，不整脈（心房細動），認知症，便秘症あり．**
- 「これ，みやげやで」と診察室で言いながらリュックに入れてきた野菜を医師や看護師に渡す．「重いものを持つのは心臓によくないから」と医師が言っても聞く耳をもたない．付き添いの息子も「ばあさんの生きがいだから受け取って」と言って笑っている．
- 夏に体調を崩して入院したが，いまは自宅で暮らしている．息子がやっている畑にときどき連れていってもらい野良仕事をながめているそうだが，「草が多いとつい草むしりをやってしまう」らしい．
- 以前から心臓が大きいと医師に言われていたが，この1カ月は横になっている時間が長くなったため訪問看護を受けている．家族が食事を勧めても「だるくて食欲がない」ようで，訪問看護師から言われたとおり水分補給を心がけていた．
- 今朝，息子の「苦しいか？」の問いかけにうなずき，「苦しくないか？」の問いにもうなずく状態．
- 呼ばれた看護師が胸部聴診で雑音があることを確認した．ほどなくして呼びかけにまったく応じなくなった．
- バイタルサインは血圧168/96mmHg，脈拍数106/分，呼吸数28/分，体温36.2℃，$SpO_2$ 93％．
- 呼吸数が多く$SpO_2$が低いこと，胸部聴診で雑音があったことから看護師判断で病院搬送となった．

**使用薬剤**

- **糖尿病に対して➡**グリメピリド（アマリール® 1mg）1回1錠/1日1回/朝食前，ミグリトール（セイブル® 50mg）1回1錠/1日3回/毎食直前.
- **慢性心不全や不整脈（心房細動）に対して➡**ワルファリンカリウム（ワーファリン1mg）1回1錠/1日1回/朝食後，カルベジロール（アーチスト® 1.25mg）1回1錠/1日1回/朝食後，フロセミド（ラシックス® 20mg）1回1錠/1日1回/朝食後，スピロノラクトン（アルダクトン® A 25mg）1回1錠/1日1回/朝食後.
- **便秘症に対して➡**センナ（アローゼン® 0.5g）1回2包/1日1回/就寝前.

## ▶共有すべき情報は何か

- 心臓が大きい.
- 摂食量低下，水分は補給されている.
- もうろうとした状態のあと，呼びかけに応じない.
- バイタルサインは血圧が高く，脈拍数・呼吸数が多い．$SpO_2$ は 93 %と低い.
- 胸部聴診で雑音あり.

## ▶どう対応すればよいか

- 呼吸数が多いことに加え $SpO_2$ が低く，胸部聴診での雑音がある．傾眠や呼びかけへの反応性低下は重大な身体障害の存在が疑われるから，このまま様子をみていてはいけない.

➡病院に搬送する（今回の対応でよい）

## ▶どのような状態（病態）が想定されるか

- 心不全，脱水症，重度の炎症性疾患，血糖値の異常.
- 脳腫瘍や脳血管障害といった頭蓋内病変など.

**その後の経過・診断**

- 病院に搬送され，**うっ血性心不全と低ナトリウム血症に伴う意識障害**と診断された．血清ナトリウム値は118mEq/L（基準値：135 ～ 145mEq/L）だった.
- 入院となり心不全の治療が行われ，薬剤追加とともに水分制限の指示が出て退院となった.

**診断の根拠**

- 血糖値は正常であり，頭蓋内病変や感染症が否定された.
- 胸部写真で心陰影の著明な拡大と胸水がみられた．**➡うっ血性心不全**
- 血液検査所見でナトリウム値が大きく低下していた．**➡低ナトリウム血症に伴う意識障害**

## ▶医師からのアドバイス

Oさんが自宅に戻ったあと，塩分量について看護師から医師に問い合わせがありました.「低ナトリウム血症があったわけですから，塩分は増やしたほうがよいのでは？　水分制限はかえって辛くなるのでは？」といった内容でした．

うっ血性心不全が基礎にあり，それが悪化した場合の低ナトリウム血症は，体液の総量が増しているため著しい浮腫み（むくみ）を伴います（**図5**，浮腫みについてはp.84-85のCOLUMN④参照のこと）．腎臓における体内へのナトリウム取り込み量を上回る水でじゃぶじゃぶになっているため，希釈による低ナトリウム血症が生じています．

塩も多いのですが，それを大幅に上回る水が体内にトラップされている状態ですから，塩を補充しても良い方向に向かいません．水分を制限し，体内に溜まった水を体外へ出す薬[※4]を使うのが合目的であり，それによりナトリウム値は徐々に是正されます．

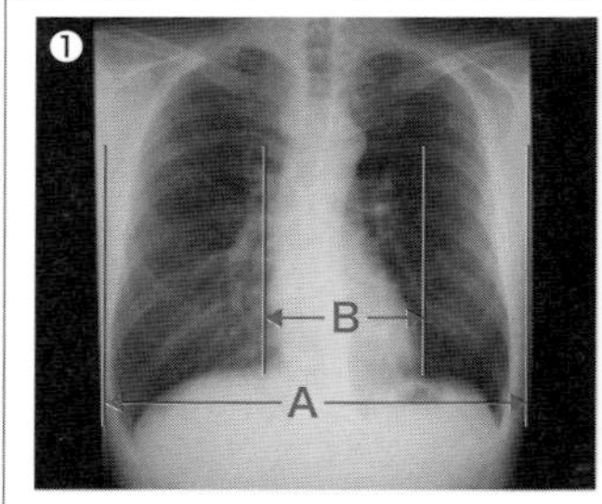

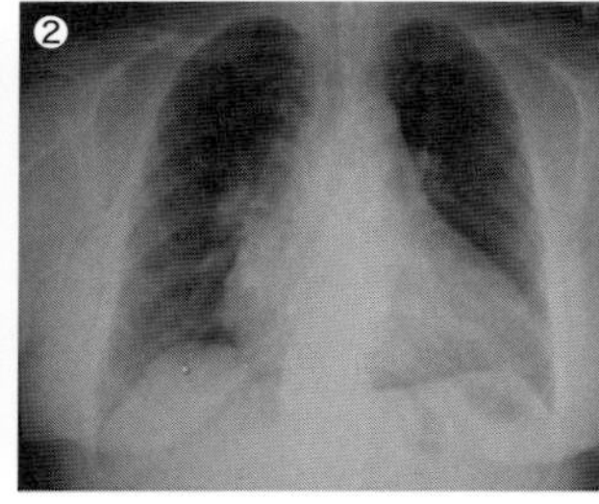

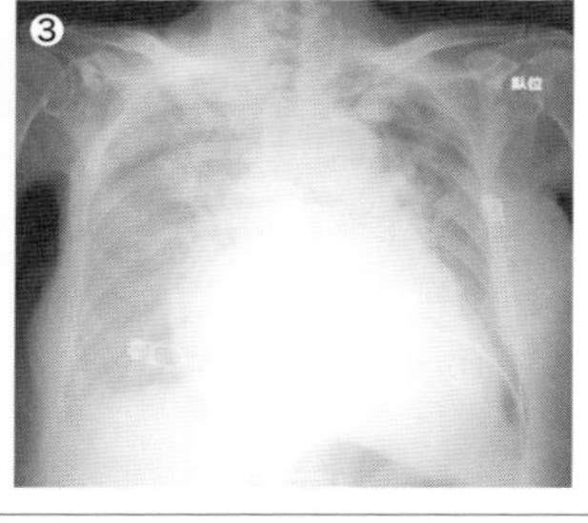


**図5　心不全（心臓のポンプ機能の低下）**
A：胸全体の大きさ（胸郭），B：心臓の大きさ．
① 正常例．B/Aが50%未満であれば，心臓の大きさは正常といえる．
② 心陰影が大きい．心拡大あり．
③ 心拡大あり．肺が一様に白く，**ガス交換を邪魔している**．肺胞に水が溜まり，**溺水**に近い状態．肺や足など体全体にも**水がダボついている**．
正常ならば，心臓から送り出された水分が10であれば10戻るところ，**心臓のポンプ機能が低下した心不全では，8出て7しか戻らず**（イメージ），血管内に留まった水分が毛細血管から血管外に漏れ出して細胞間質に溜まり，浮腫みが生じる．

**Q9** 低ナトリウム血症ではどのような症状がみられますか？

**A9** 本例のOさん（血清ナトリウム値118mEq/L）は意識障害が出現したが，出現する症状は，血清ナトリウム値によって異なる（**表6**）．

**表6　低ナトリウム血症でみられる症状**

| 血清ナトリウム値 | 症状 |
| --- | --- |
| 130 mEq/L以上 | 通常は無症状（基準範囲：135～145 mEq/L） |
| 120～130 mEq/L | 虚脱感や疲労感の訴えあり |
| 110～120 mEq/L | 食思不振，頭痛，悪心，精神錯乱，意識障害 |
| 110 mEq/L以下 | けいれん，昏睡 |

※4 Comment　心不全のときに溜まる「水」を追い出す薬剤としては，抗生剤やステロイドでなく，利尿剤や血管拡張剤が用いられる．

**Q10** 腎機能が低下すると，血清ナトリウム値は上がりますか？　それとも下がりますか？

**A10** 腎機能が落ちてくると，飲水や食事により体内へ入ってくる水分の総量より，腎処理によって生まれる尿量が減ってくるため，体に水がダボつく．

たとえば，健康な人であれば，一日7gの食塩を摂取し，1Lの水を飲んでも，塩分と水分は尿として捨てられる．水を3L飲んでも同じこと．しかし，腎機能が落ちている人が3Lの水を飲むと，1Lの水しか出せなかったりするため，残り2Lの水が体内に残る．このため，塩分が希釈され低ナトリウム血症が起こる．つまり血清ナトリウム値は下がる傾向がある．

---

**Q11** 高齢者に低ナトリウム血症が起きやすいのは，腎機能や心機能が低下しているからですか？

**A11** たしかに，加齢に伴う腎機能や心機能の低下は低ナトリウム血症に直結するが，それとは別に高齢者特有の理由がある．通常，ナトリウム濃度が落ちてくると，それを調整するメカニズムが働くが，高齢者ではその調整がうまくいかなくなる．やや細かくなるが，以下に説明する．

「抗利尿ホルモン」（anti-diuretic hormone；ADH）という脳（下垂体）から出るホルモンがあり，このADHは尿の排出（利尿）を「抑制」している．たとえば，スポーツで大量の汗をかいたり脱水になったりした場合は，このADH分泌が増えることで尿の排出は抑制され，水分の喪失を防いでいる．逆に水をガンガン飲むと，ADH分泌を抑制することで利尿作用が十分に発揮され，尿量は増える．

高齢者でよくみられる尿路感染症，肺炎といった感染症や，体調不良からくるストレスは，ADH分泌を促進する因子であるため，これらの因子によってADH分泌が不適切に促進されてしまうと，尿の排出が過剰に抑制され，十分な尿量が得られない．その結果，体内に水がダボつき，塩分が希釈されて低ナトリウム血症が起こる．つまり，肺炎や吐き気，イライラ，不眠がみられる高齢者は，ちょっとしたきっかけでADH分泌が増え，低ナトリウム血症を引き起こしやすい体内環境にあるといえる．

また別のメカニズムとして，体内のナトリウム量を調整している副腎皮質の機能低下によっても低ナトリウム血症が起こる．具体的には副腎皮質からの鉱質コルチコイドホルモンの分泌が低下することで尿中へのナトリウム排泄が増え，脱水症とともに著しい低ナトリウム血症がみられる．鉱質コルチコイド反応性低ナトリウム血症ともよばれ，高齢者に多い低ナトリウム血症の原因として知られる．

---

## 「意識がない」ときの考え方とチェックポイント②

これまで紹介した事例からもわかるように，意識が途絶えた高齢者と遭遇したときに適切に対応するためのポイントがいくつかあります．p.70の「『意識がない』ときの考え方とチェックポイント①」と重なるところもありますが，ここまでのまとめとして整理しておきます．

### ● 自然回復する意識消失（失神）であっても「どういったときに起きるか」をチェック

頻度としては意識消失（失神），つまり**神経調節性失神や起立性低血圧が多く**，経過観察にて自然に回復します．ただし，自然回復する場合であっても，「どういったときに起きているか」をチェックしましょう．

排便後に起きることが多いなら，排便コントロールをします．また，意識消失（失神）が頻発するようなら，自律神経障害を起こす3つの代表的疾患「パーキンソン病」「レビー小体型認知症」「糖尿病」のいずれかに該当していないか，医師にチェックしてもらうとよいでしょう．

**●速やかな医療措置が必要な意識消失（失神）もある**

意識消失（失神）であっても，医療措置を急がなくてはならない場合があります．脈をみて，著しい徐脈❶1 なら心電図をチェックしてもらいましょう．人工ペースメーカ植え込みになる場合があります．反対に脈が多い（頻脈）❶1 場合も医師に連絡してください．

そのほか，大動脈解離や肺梗塞など深刻な循環器疾患による意識消失（失神）もあります．

ともあれ，意識消失（失神）には速やかな医療的対応や原因検索が必要な場合があることを頭の片隅におき，あまり考え込まず医師に連絡してください．

**●意識障害であれば，すぐに医師に連絡を！**

「意識障害」であれば，意識が途絶える時間が長いことと，経過観察では改善しないことから，医療的対応と原因検索による再発防止が必要になってきます．つまり医師への連絡は努力義務でなく，必須です．たとえば，非けいれん性てんかん重積という病態は，5分以上意識が途絶え，意識が戻ったあともぼんやりしているといった特徴があります．舌の周囲から血が出ていないか（舌縁咬傷），前触れがなかったか（前兆），尿失禁がないかについて，可能な範囲でかまわないので看護師や医師に伝えてください．

**●施設では感染症による意識障害が，在宅では脳血管障害による意識障害が多い**

長い時間意識が途絶える意識障害ですが，原因別に分析したデータをみると，施設入所者と自宅居住者で原因が異なることがわかります（**図6**）．

**施設入所者**の意識障害の原因は「感染症」が圧倒的に多く，電解質異常に代表される「代謝

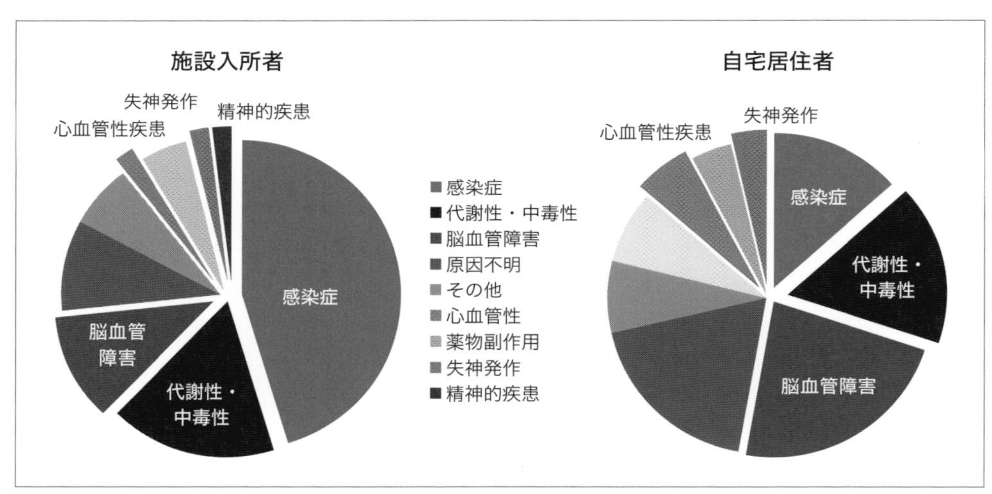


図6 **高齢者の意識障害の原因**
(Wofford JL, et al : Acute cognitive impairment in elderly ED patients : Etiologies and outcomes. Am J Emerg Med, 14(7) : 649-653, 1996. より)

❶1 Check! 意識消失の原因は感染症や脱水，心不全のみとは限らない．心臓のペースを調節している部分や伝導路に原因がある徐脈や頻脈によって意識消失が起きていた可能性もある．

性・中毒性」が続いています．三番手として「脳血管障害」があります．施設で意識が途絶えた人をみたら，**まず感染症がないかどうかチェック**したい理由は，そこにあります．

一方，**自宅居住者**では「脳血管障害」「代謝性・中毒性」「感染症」の順番で多いことがわかります．これまで通院をしていた人が意識なく搬送されてきた場合，脳のチェックをすることの妥当性を示したデータだといえます．

意識障害を伴う脳血管障害は，出血や浮腫みといった病変が脳に広く及んでいるか，意識をつかさどる脳の深い部位に起きたかのいずれかによります．施設入所者は，再発予防の薬剤による管理が行われているのに対し，自宅居住者は独り暮らしが多いため発見が遅れがちになることに加え，「医療機関を受診しない人」や「以前指摘されたことはあるが継続治療をしていない人」などが含まれています．その差が，このグラフにあらわれているのではないかと想像されます．

欧米のデータであり，意識障害の理由に失神発作（意識消失）が含まれているとはいえ，原因を予想する上で参考になる報告です．

**● 覚醒レベルが低下しているときは血圧をチェックしよう**

血圧の評価には，普段の血圧を知っておくことが大事です．食後や入浴後に測定すると低めに出ることが多いため，原則として食前に測定します．

**①覚醒レベルの低下に，「低血圧」（収縮期血圧＜100mmHg）を伴っている場合**

- 立ちくらみ，めまい，失神，耳鳴り，食思不振，起床困難などを伴っている低血圧の人を「低血圧症」という．
- 高齢者でよくみられる起立性低血圧は夏に多い．起床後や入浴後にも起きやすい．
- 薬が過剰になっていないか，新たに加わった薬剤がないかのチェックも必要（加齢による反応性低下により，薬剤の効果は人によってバラつきがみられるため）．血圧が低い例では，降圧剤が過剰投与されているケースがよくみられる．

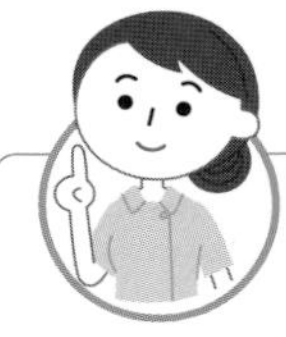

**ワンポイント MEMO**

**⑧覚醒と認識**

「意識がある」とは，「覚醒」していて，周囲を「認識」できる状態である．
脳の深部にある脳幹という部分から脳に向かって，つまり深部から上に向かって激しく飛ぶパルスがある（脳幹網様体賦活系）．「覚醒」の状態は，脳がこのパルスを受けるとき生ずる．そして，「覚醒」した状態で大脳（なかでも大脳皮質）が作動することで，「認識」や「思考」が生まれる．
このシステムで大事なことは，これら脳の装置が血液の供給を受けて動いている点にある．クルマでいえば，脳幹や大脳は「エンジン」や「車輪」であり，血流は「ガソリン」に例えられる．
わたしたちは，覚醒・認識のいずれかが障害されたときに意識が途絶える．たとえば，脳炎や髄膜炎，あるいは脳幹出血により意識が途絶えることがある．また，血圧の変動や末梢血管の拡張によって脳にいく血流量が35%以上減少した場合や，5〜10秒の血流途絶があるときも意識は途絶える．実際にはこのパターンが多く，ガソリン供給が追いつかないタイプのトラブルである．

②覚醒レベルの低下に「急な血圧上昇」（収縮期血圧＞180mmHg）を伴っている場合

・脳出血，くも膜下出血など，脳血管障害の可能性あり！

・覚醒レベルの低下，急な血圧上昇に加え，マヒがある，しゃべれないなど，おかしい症状がみられるなら迷わず病院に搬送しよう．

・高血圧性脳症の場合，脳血管そのものは温存されている．しかし脳血管障害が否定されたあとの除外診断であるから，病院受診をして調べてみないとワカラナイ．

## ●「意識がない状態」を数値化して手際よく伝えよう

意識がない状態（覚醒レベル低下）を手際よく伝える方法として，「JCS」（ジャパン・コーマ・スケール）があります（**表7**）．「1」や「200」といった数値でもよいですが，単に「ひと桁（けた）」「ふた桁」と表現してもかまいません．

・覚醒している状態が「ひと桁」．

・刺激をやめると眠ってしまう状態が「ふた桁」．

・刺激しても目覚めない状態が「み桁」です．

これは，暗記するしかありません．

**表7 意識障害患者の覚醒レベル評価指標「JCS」（ジャパン・コーマ・スケール）**

| Ⅰ．刺激しなくても覚醒している状態 | |
|---|---|
| 1 | だいたい意識清明だが，今ひとつはっきりしない |
| 2 | 見当識障害がある |
| 3 | 自分の名前，生年月日が言えない |
| **Ⅱ．刺激すると覚醒する状態／刺激をやめると眠り込む** | |
| 10 | 普通の**呼びかけ**で容易に開眼する |
| 20 | 大きな声または**ゆさぶり**により開眼 |
| 30 | 痛み刺激を加えつつ呼びかけ続けると**辛うじて開眼** |
| **Ⅲ．刺激しても覚醒しない状態** | |
| 100 | 痛み刺激に対して，**払いのけるような動作**をする |
| 200 | 痛み刺激で少し手足を動かしたり，**顔をしかめる** |
| 300 | 痛み刺激に**反応しない** |

最後に，ちょっと力試しをしてみましょう．これまでの解説を参考にしながら，「自分ならどう対応するか」考えてみてください．

## 事例⑯ 急に覚醒レベルが低下し，意識障害が進行しているPさん

**概 要**

- **84歳，女性，施設に入所して半年．脳梗塞，糖尿病，認知症あり．**
- 先ほど覚醒レベルの低下がみられ，看護師から「JCS『3』を経て『300』になった」との報告あり．
- 看護師が血糖値を測定し，180mg/dLを確認した．
- バイタルサインは血圧 130/70mmHg，脈拍数 70/分（平常時は平均65/分），整，呼吸数 16/分，体温 36.2 ℃（平常時は平均36.4 ℃），$SpO_2$ 97 %．

**使用薬剤**

- **糖尿病に対して**➡ピオグリタゾン塩酸塩（アクトス®15mg）1回1錠/1日1回/朝食前，アカルボース（グルコバイ®100mg）1回1錠/1日3回/毎食直前．
- **認知症に対して**➡ドネペジル塩酸塩（アリセプト®D 5mg）1回1錠/1日1回/朝食後．

### ▶共有すべき情報は何か

- 脳梗塞の既往あり．
- 覚醒レベル低下．JCS は「3」（覚醒しているが自分の名前や生年月日が言えない状態）から，「300」（覚醒なく痛み刺激にも反応しない）へと移行した．つまり意識障害が進行している．
- 低血糖は否定された．

**その後の経過・診断**

- 病院搬送後，精査目的で入院．**症候性てんかん**と診断され，抗けいれん薬が出て帰所となった．

**診断の根拠**

- 電解質正常，腎機能正常，脳脊髄液異常なし．
- 心電図，心エコー，ホルター心電図でも不整脈は確認されなかった．
- 脳のCTとMRIでも異常なし．
- 脳波検査にて特有の波形が20分ほど確認されたことから，非けいれん性てんかん重積状態による意識障害と判断された．

### ▶医師からのアドバイス

**●高齢者のてんかんの多くは脳血管障害などを原因とする「症候性てんかん」**

「けいれん性てんかん重積」とは，目にみえる「けいれん」であり，それが持続することをいいます．けいれんとは持続する全身もしくは一部の筋肉収縮のことです．一方，原因不明の意識障害をみる患者のなかに「非けいれん性てんかん重積」があります．てんかんによる症状が意識障害や意識変容※5 としてみられる場合をいい，筋肉収縮を伴う「けいれん」発作はみられません．

※5 Comment 「意識変容」とは，興奮したり歩き回ったり幻覚を伴うなど，おかしな行動や言動がある意識障害のことをいい，もうろう（朦朧）状態に陥っていることもある．

Ｐさんも，この「非けいれん性てんかん重積」により意識障害が起きていました．

てんかんは，脳の障害や損傷によって起こる「症候性てんかん」と，原因不明の「特発性てんかん」に分けられ，高齢者にみられるてんかんの多くは症候性てんかんです．症候性てんかんの原因として多いのは，脳梗塞や脳出血といった脳血管障害です．そのほか，脳挫傷などの外傷，低酸素脳症，薬物中毒，アルコール中毒，脳炎後などが知られています．診断がついたあとは，予防として抗けいれん薬が投与されるのが一般的です．

**●「Δ（デルタ）20ルール」は万能ではない**

覚醒レベル低下時のＰさんの脈拍数（70/分），体温（36.2℃）と，普段の平均脈拍数（65/分），平均体温（36.4℃）を比較すると，脈拍数が平均よりわずかに上昇していることから，細菌感染症が疑われる際に参考となる「Δ（デルタ）20ルール」（p.18）の法則に基づいて計算をしてみようと考えた方がいらっしゃるかもしれません．計算すると以下のようになります．

**Δ脈拍数＝70－65＝5　　Δ体温＝36.2－36.4＝0.2**

**Δ脈拍数／Δ体温＝5／0.2＝25** ➡ ＞20だから細菌感染症の疑いあり？

計算値から，Ｐさんは細菌感染症が疑われるといえるでしょうか．答えは「ノー」です．

Δ20ルールの基本は「体温が1℃上昇するごとに脈拍数が20/分以上増加するときは細菌感染症の可能性がある」との経験則に基づいています．つまり，「脈拍数が多く，体温も高いときは細菌感染症を疑えるかもしれない」というルールです．脈拍数は多少増えているものの，発熱がみられないＰさんには，そもそも「Δ20ルール」を適用できません．「逆かならずしも真ならず」で，計算上「＞20」だからといって細菌感染症を疑うのは誤りなのです．

また，Δ20ルール自体にも限界があります．高齢者は細菌感染症があっても体温が上がらない場合があるため，「脈拍数は多いが発熱していない＝細菌感染症ではない」とも言い切れません．

さらに，新型コロナウイルス感染症（COVID-19）では，体温が高く脈拍数も多いケースがみられるため，COVID-19か細菌感染症かを事前に判別するためにΔ20ルールを適用することも避けたほうがよさそうです．

いずれにしても，やみくもにルールを適用しようとすると，過ちにつながります．

## 「意識がない」ときに求められる対応

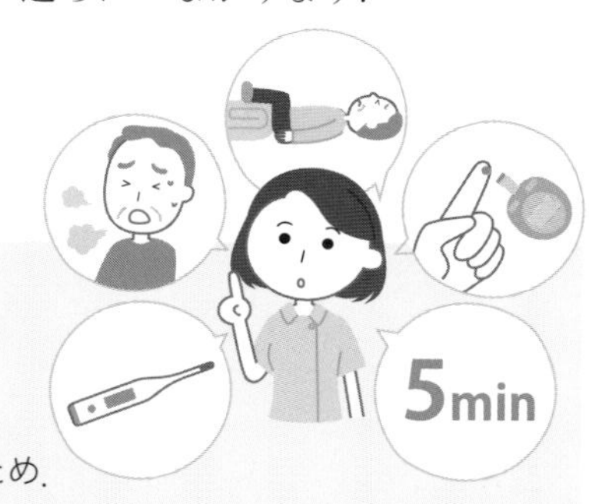


**●呼吸しているかどうかを確認する**

・呼吸していない場合の対応はp.96-102参照．

**●仰臥位に寝かせて，足を高めにした状態にする**

・脳への血流不足によって覚醒レベルが低下することが多いため．

**●糖尿病患者であれば「血糖」測定を**

**●$SpO_2$が低いなら動脈血中の酸素が不足している低酸素血症状態**

・高濃度酸素の投与による呼吸停止のリスクがあるため，酸素投与するかどうかの判断は慎重に．

**●手指が冷たいときの$SpO_2$はあてにならない**

・手指が冷たいと$SpO_2$は低く出るため，手指を温潤タオルで温めるなどして再測定する．

● **バイタルサインをこまめにチェック！**

・覚醒レベル，体温，血圧，脈拍（心拍）数，呼吸数，$SpO_2$ の６つ（または尿量を入れて７つ）

・意識がないだけで，ほかのバイタルサインが正常 ➡**てんかんの可能性大．**

・脈拍数だけが異常 ➡**心電図をとる必要あり．ただちに医師へ連絡する．**

・上記以外 ➡**慌てない．頻度としては神経調節性失神，起立性低血圧が多い．**

● **2週間前からの摂食・排便・睡眠状況と変化の有無をチェック！**

● **代謝性・中毒性の意識障害なら，電解質，甲状腺機能，使用薬物濃度のチェックは必須**

● **脳血管障害に伴う意識障害が疑われるなら，CT，MRI，脳波検査を！**

・在宅・施設ではワカラナイ．

● **意識のない状態が5分以上続いているなら，あれこれ考えず病院搬送！**

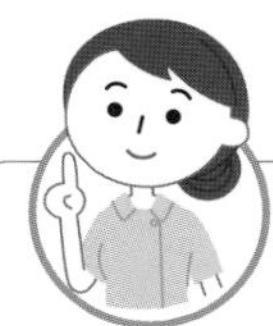

**ワンポイント MEMO**

### ⑨覚醒レベルの低下が起きる電解質異常・起きない電解質異常

通常は一定の濃度に保たれている電解質（ミネラル）が，高くなったり低くなったりすることを電解質異常という．電解質異常の種類によって，覚醒レベル低下が起きるものと起きないものがある．

● **覚醒レベルの低下が起きる電解質異常**

・**低ナトリウム血症**……初期症状は虚脱感や疲労感．進行すると覚醒レベル低下～昏睡が起こる．原因は心不全のほか嘔吐や下痢，利尿剤の長期投与，さまざまな感染症，副腎皮質機能低下症，甲状腺機能低下症，肝硬変，多飲症など．

・**高ナトリウム血症**……口渇感（ノドの渇き）が初期の代表的症状．うまく訴えることができない高齢者では飲水の機会を逃すことがある．進行すると筋肉のけいれん，錯乱，覚醒レベルの低下～昏睡が起こる．原因の多くは嘔吐，下痢，多汗，利尿剤などによる「脱水」．

・**高カルシウム血症**……初期症状は便秘，吐き気，嘔吐，腹痛，食思不振，口渇感．進行すると錯乱，情動障害，せん妄，幻視・幻覚，覚醒レベルの低下～昏睡となる．高齢者ではがんと骨疾患による場合が多い．がんに伴う高カルシウム血症はよくみられるほか，骨粗鬆症の治療薬でも上昇することがある．

・**高マグネシウム血症**……腎機能低下例に便秘対策としてマグネシウム剤が投与されて起こる（医原性）ことが多い．腎機能の正常な人に起こることはまれ．症状は倦怠感，無関心，傾眠，覚醒レベル低下，徐脈，起立性低血圧，嘔吐など．

● **覚醒レベルの低下が起きない電解質異常**

・**低カリウム血症**……症状は筋力低下やけいれん，不整脈，麻痺など．原因は利尿剤の長期使用が多い．そのほか下痢，嘔吐，甲状腺機能亢進症でも起こる．薬剤では下剤，漢方薬に含まれるカンゾウ（甘草），インスリン，喘息治療薬などを長期にわたって使用すると起こることがある．

・**高カリウム血症**……軽度なら無症状．中等度以上になると不整脈が起きやすく，心停止もあり得る．高齢者での原因は腎不全が代表．一部の降圧剤や利尿剤，抗がん剤でも起こる．

・**低カルシウム血症**……進行すると錯乱，抑うつ，もの忘れ，指や足のチクチク感，筋肉の痛みやこわばりが生ずる．原因は副甲状腺の問題や，腎機能低下（腎不全）のほか，抗けいれん薬，抗結核薬，骨粗鬆症治療薬など，薬剤でも生ずることがある．

COLUMN 4

# 浮腫み(むくみ)がみられたときの向き合い方

## ●浮腫みのメカニズム

人間の身体のおよそ6割は水分で，2/3が細胞内に，また1/3は血液と細胞間質液のかたちで細胞外に分布しています．血管は末梢で毛細血管になりますが，その壁には小さな孔があります．毛細血管の孔からしみ出した酸素や栄養素は，細胞間質液に溶け込んで細胞に届けられます．一方，細胞の代謝によって生じた二酸化炭素や老廃物は，細胞間質液から毛細血管の孔に引き込まれて静脈に戻っていきます．

毛細血管からしみ出てくる水分が増えると，浮腫みが起こります．また，毛細血管に戻れなくなった水分が増えたときにも，浮腫みが起こります．心不全では，心臓のポンプ力が低下しているため，もし心臓から送り出された水分が9割しか戻らなければ，1割が血管内に留まることになります．すると血管内圧が上がるため，1割の水分は毛細血管外に漏れ出して細胞間質に溜まっていきます．また貧血や低栄養では，血液が薄まるため孔から水分が漏れやすくなり，こちらも細胞間質に溜まっていきます．細胞間質液は，リンパ管にも液体を送り込んでいるので，手術でリンパ管が結紮されたり詰まったりすると，浮腫みの原因になります．これらが浮腫みのおおまかなメカニズムです．

## ●高齢者に多くみられる浮腫みのパターン

浮腫みは高齢者に出やすい症状で，以下の3つのパターンをよく経験します．

- **パターン①**：下肢の浮腫みがひどく，だるい，元気がないといった症状が，あるとき偶然にみつかったという例．よく聞くと，体動時や安静時の息切れがあったりする．
- **パターン②**：半年ほど前から浮腫みと体動時の息切れがあり，一年前まではなかったという例．
- **パターン③**：下肢に浮腫みがあり，左右差がある例．

高齢者施設や在宅でおなじみなのは，パターン①です．「ヒューヒュー」「ゼーゼー」といった喘鳴が聞かれたり，夜間横になると苦しい（起坐呼吸）との訴えがあったりする場合は，心不全が疑われます．喘息でも喘鳴や起坐呼吸がみられますが，顔の浮腫みはあっても下肢の浮腫みはまれです．

聴診器で，背中や胸の音を聴いてみましょう．心不全による肺水腫では，湿った重めのバリバリした音が断続的に聴かれ，「コース・クラックル」とよばれます．喘息では「ヒュー，キュー，ギュー」といった音が連続して，呼気時（息を吐き出すとき）優位に聴かれ，「ウィーズ」とよばれます．音のちがいと，断続的か連続的かで，心不全なのか喘息なのかが区別できます．

ちなみに，肺炎のときの聴診音は心不全と似ています．理由は，心不全も肺炎も，肺の末端部分にある肺胞が水浸しになっているためです．湿った重めのバリバリした音，つまり「コース・クラックル」が断続的に聴かれれば，そこに病変があります．

聴診器で異常音が聴かれなければ，貧血，低栄養（低アルブミン血症），腎機能低下（腎不全），甲状腺機能低下症，肝硬変といった病態が潜んでいる可能性が高いと考えられます．なかでもよくみられるのは貧血です．あっかんべーをしてもらい，眼瞼結膜（白眼の下）の色を確認してみましょう．うっすらピンク色だったり蒼白な印象があれば，「貧血あり」と判断できます．「あっかんべーをしてください」と言ったら舌を出されたご婦人がいましたが，それもあながちまちがいではありません．

ついでに舌も見て，舌が赤黒く乾いていたり，白いものに覆われている，あるいは舌の表面に亀裂があれば脱水症が疑われます．浮腫みがあると血管内脱水が起きやすいのです．

高齢者の貧血の多くは，消化管からの出血や腎性貧血によるものです．消化管からの出血は，胃がんや大腸がんが大半です．消化管のがんは，出血がじわじわしみ出すように生じているためわかりづらく，また痛みも少ないことから自覚症状に乏しいため，みつかったときは，ヘモグロビン（Hb）値が4～6g/dLまで低下していて緊急輸血になる例も珍しくありません．進行した貧血があると脈拍数の増加，動悸や息切れ，めまいといった症状がよくみられますが，高齢者では反応性の低下もあってかバイタルサインに著変なく，本人もけろりとしていることがあります．

ちなみに鎮痛剤常用者では，消化性潰瘍による貧血がしばしばみられます．急性または亜急性に起こっているため，高齢者であってもみぞおち部分の痛み，動悸，息切れ，めまいといった症状がしばしばみられます．

腎性貧血は，腎臓から出る造血ホルモンが減るための貧血で，腎機能が大きく低下している例でみられます．こちらも慢性に経過するため発覚しづらい貧血です．なお高齢者は栄養分の吸収が悪くなっているので，摂食良好な例であっても低栄養や体重減少がみられることがあります．

パターン②は，自活している人でよく経験します．あるところまでは許容できていたものの，限界をこえたために症状が出るようになったと考えられ，心不全が進行したケースに多くみられます．

パターン③の大半は，リンパ浮腫です．脚の片方だけが浮腫んでいる，左右差がみられるといった場合には，手術歴の有無を確認しましょう．婦人科疾患で手術を受けた場合，骨盤内リンパ節郭清を受けていれば浮腫みが生じやすくなります（術後リンパ浮腫）．リンパ浮腫は蜂窩織炎をしばしば起こすため，発赤を伴う痛みや発熱がみられたときは，即刻受診が必要です．また，片方の足に急速な浮腫みと痛みが生じてきた場合は，深部静脈血栓症かもしれません．その場合はエコー，CTなどの画像診断と血液検査が有効です．

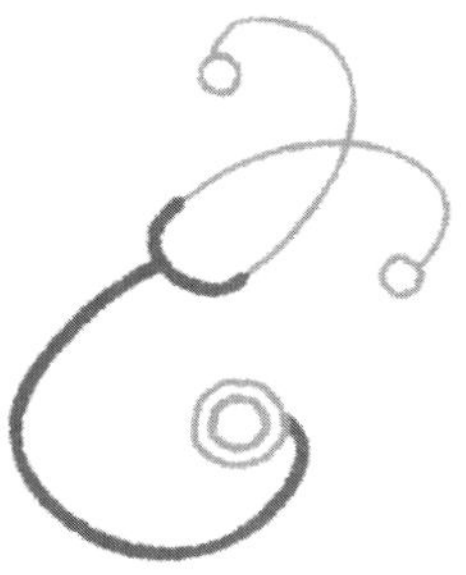

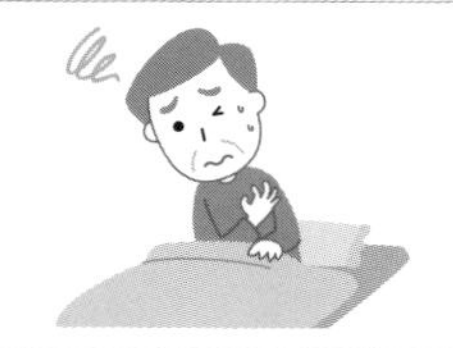

# 8. 脈拍数が多い（頻脈）

高齢者の脈拍数の基準範囲は60～90/分です．ここでは，頻脈（脈拍数が多い）が認められた事例について考えていきましょう．

## 事例⑰　数日前から脈拍数が多い状態が続いているQさん

**概　要**

- **85歳，女性，施設入所．関節リウマチ，骨粗鬆症による腰椎圧迫骨折あり．**
- 強い関節痛のため近隣の整形外科に通院し，関節リウマチ治療薬などを投与されている．
- 普段の脈拍数は60～70/分．
- 昨日の夜勤者から「脈拍数が120～140/分に増えている」との報告を受けた．記録をさかのぼってみると，数日前から「脈拍数 80～100/分と多め」との記載があった．
- バイタルサインは血圧 100/50mmHg，脈拍数 130/分，体温 36.7 ℃，$SpO_2$ 97 %．呼吸数測定せず．

**使用薬剤**

- **骨粗鬆症に対して➡**アレンドロン酸ナトリウム水和物（ボナロン®35mg）1回1錠/週1回/起床時．
- **関節リウマチに対して➡**ロキソプロフェンナトリウム水和物（ロキソニン®60mg）1回1錠/1日3回/毎食後，ブシラミン（リマチル®100mg）1回1錠/1日3回/毎食後．
- **胃粘膜保護剤として➡**アズレンスルホン酸ナトリウム・L-グルタミン（マーズレン®S配合顆粒0.67g）1回1包/1日3回/毎食後．

### ▶共有すべき情報は何か

- 痛み止め（消炎鎮痛剤；ロキソニン®）を飲んでいる．
- 入所した当初は脈拍数正常であったが，数日前から脈拍数が多い状態が続いている．

### ▶ほかに確かめることは何か

- 関節リウマチの痛み止めはいつから服用しているか．
- 併用されている胃粘膜保護剤は痛み止めと一緒に飲んでいるか．
- 顔色が青白くないか（貧血の有無を確認）．
- さらに心電図がとれるとよい．もともと心房細動があって頻脈があるときや，新たに心房細動が確認される場合は医療機関を受診する必要がある．

### ▶どう対応すればよいか

・脈拍数が増えている理由がわからず，継続している.　➡病院を受診する必要あり

### ▶どのような状態（病態）が想定されるか

・各種炎症性疾患，発作性頻拍症.
・消化管出血をもたらす胃潰瘍など胃粘膜病変，胃がん，大腸がん.
・貧血をもたらす再生不良性貧血や赤芽球癆（せきがきゅうろう），骨髄線維症，白血病など.

**その後の経過・診断**

・病院に搬送され，内視鏡検査で出血性胃潰瘍がみつかり短期入院となった.
・**痛み止めによる急性潰瘍と，貧血（失血）❶1による頻脈**だろうと説明された.
・胃粘膜保護剤のマーズレン®Sは「ザラザラしていて，まずい」との理由で服用していなかったこともわかった．胃薬が別の錠剤（ミソプロストール/サイトテック®）に変更され，退院となった.

**診断の根拠**

・胃内視鏡検査により出血性胃潰瘍が確認された.
・血液検査で赤血球数および血色素量の減少がみられた.

### ▶医師からのアドバイス

**●「痛み止め」と「貧血」は縁が深い**

高齢者で重度の貧血がみつかることは珍しくなく，調べてみると進行した消化管のがんに伴う場合が多いのですが，薬剤による胃潰瘍もまれではありません.

腰椎圧迫骨折や関節リウマチにより，服薬リストに痛み止めが入っている例があります．また，鎮痛目的でなく，抗血小板薬として脳梗塞の再発予防や，心筋梗塞に対するステント留置後の血栓予防のために，少量のアスピリン製剤を服用しているケースもあります.

高齢者の特徴として，一時的な症状緩和のためでなく，長きにわたって薬剤を服用しているケースが多い点に留意する必要があります．アスピリンに代表される痛み止めは，非ステロイド性抗炎症薬（の酸性タイプ）とよばれます．この薬には留意事項がいくつかあり，消化性潰瘍❋1の予防はその代表です．痛みを発生させるメカニズムと，胃粘膜を保護するメカニズムに同じ酵素が関係しているため，痛みを軽減させようとすると，どうしても胃粘膜の保護がおろそかになってくるのです.

---

**❶1 Check!**　貧血の有無は顔色のほか，目の下をずり下げて結膜（眼瞼結膜）を見るとわかる．結膜が赤くなく，白みを帯びていたら貧血の存在を疑ってみよう.

**❋1 Comment**　**痛み止め（非ステロイド性抗炎症薬）の服用により胃潰瘍を起こしやすい人**
・高齢者（65歳以上）
・抗凝固薬・抗血小板薬（脳梗塞や心筋梗塞などの再発予防など）の服用者
・出血性潰瘍・消化性潰瘍の既往がある人　など.

そのため痛み止めが投与されるときは，よく胃粘膜保護剤も一緒に投与されます．「胃は強いので大丈夫」「胃の症状はない」などの理由で胃粘膜保護剤を服用せず，痛み止めだけを長期に服用していた例で，重度の貧血になっていた例がありました．処方した医師は，投与した薬剤がそのまま服用されていると信じていたのですが，患者は服用していなかったのです．

貧血が進行すると，息切れのほか，脈拍数が増えてきます（p.93「『脈拍数が多い』とき（頻脈）の考え方とチェックポイント」の②参照）．

そのほか，酸性の非ステロイド性抗炎症薬は，アスピリン喘息例では禁忌扱いとなっており使用できません．不用意に用いると 1 錠でも 1 剤（坐薬）でもショックを起こすことがあります．

ところで，なぜ痛み止めを飲んでいるのか，いつから飲んでいるのかがわからないという例が多いのも高齢者の特徴です．尋ねてみると「以前腰痛があり，そのときから飲んでいる」といった話がよく出てきます．医療機関から投与された薬剤が切れたので市販薬で代用しているケースです．アスピリン（バファリン）やロキソニンのように痛み止めの一部が市販されるようになったため，「市販薬を気が向くまま飲んでいた」といったケースもみられます．

---

**Q12** 痛み止めの服用による胃潰瘍を防ぐためには，どのような点に留意すればよいですか？

**A12** 空腹時に痛み止めだけを飲むのは避ける．コップ一杯の水とともに胃薬を併用すると，胃にやさしい飲み方になる．胃粘膜から粘液が大量に分泌される食後は胃が粘液に守られていて荒れにくいため，何か食べたあとに服用できればさらによい．「食後30分」がそのタイミングである．

---

**Q13** 水なしで飲むことができる口腔内崩壊錠（OD錠）を噛み砕いて飲んでもよいですか？

**A13** コハク酸ソリフェナシン口腔内崩壊錠（ベシケア®OD）やシロスタゾール口腔内崩壊錠（プレタール®OD）などのOD錠は唾液または水で飲み込む薬剤であり，噛み砕いてはいけない．たとえばベシケア®OD錠の添付文書には，「舌の上にのせて唾液を浸潤させると崩壊するため，水なしで服用可能である．また，水で服用することもできる」「寝たままの状態では，水なしで服用させないこと」「本剤をかみ砕かないで服用するよう患者に指導すること」とある．

吸収される場所は口腔内でなく消化管なので，噛み砕いた薬剤が口腔内や食道に留まると粘膜に炎症や潰瘍が起こることがある．必ず座位の状態にして，少量でよいので水とともに飲むようにする．

狭心症で用いるニトロペン®のような舌下錠も同様で，水なしで飲んだり噛み砕いたりせず「舌の下」にきちんと入れる．舌下錠は，舌の下で溶かして口腔粘膜から吸収させることで，はじめて効果を発揮する．

また，舌下錠をただ飲み込んでも効果は期待できない点も注意しよう．誤って飲み込んでしまったときは，さらに1錠を舌下に入れる．

そのほか，チュアブル錠（例：気管支喘息治療薬のキプレス®チュアブル）やバッカル錠（例：がん性疼痛治療薬のイーフェン®バッカル）や口腔内貼付薬（例：口内炎治療薬のアフタッチ®）も飲み込んでしまうことがないよう，服用方法を確認しておこう．

---

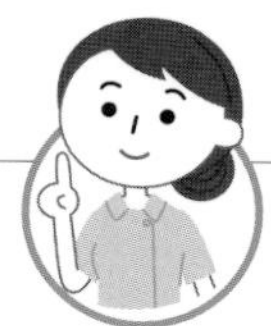

ワンポイント MEMO

### ⑩知っておきたい　市販の消炎鎮痛剤・坐薬のリスク

市販薬は購入者判断で使ってよい薬であるため，内服薬でも坐薬でも「痛み止め」が安易に用いられる傾向にあるが，そのリスクも知っておいたほうがよい．

消炎鎮痛剤（NSAIDsとよばれる）の酸性タイプ坐薬はショックを起こす可能性がある．また，インフルエンザで使用されると脳炎や脳症による死亡も報告されている．

アスピリンやジクロフェナクナトリウム（ボルタレン®）のようにインフルエンザ禁忌扱いになっている解熱剤があるため，インフルエンザかどうかが「わからない」時期の発熱にはアセトアミノフェンとイブプロフェン**以外のNSAIDsの使用は避ける**．

アセトアミノフェン（カロナール®など）はNSAIDsと較べて安全性が高いが，肝機能異常があるときはアセトアミノフェンへの感受性が高まり，中毒のリスクがあるため使用禁忌！ である．既往歴や直近のデータを把握している医師と相談した上で使用することが勧められる．

## 事例⑱　4日前から脈拍数が多く，活気がなくなってきたRさん

概　要

- **88歳，女性，施設入所．アテローム血栓性脳梗塞とその後遺症，狭心症，慢性心不全あり．**
- 元来陽気で，ムードメーカー的存在．
- 「4日前から脈拍数が多く，120/分前後ある．体温上昇はなく摂食も可能だが，活気がない」と施設看護師が往診担当医師に電話連絡したところ，午後往診となり，ベラパミル塩酸塩（ワソラン® 40mg；1回1錠/1日3回/毎食後）が投与された．
- 往診後5日経っても元気がなく，脈拍数にも変化がみられなかったため医療機関を受診した．

**〈初診時の状態〉**

- 意識清明だが活気に欠け，笑顔や発語もない．
- バイタルサインは血圧 100/56mmHg，脈拍数 124/分，体温 36.7 ℃，$SpO_2$ 97 %．
- 心電図は2年前と同様で，左室肥大と左房肥大，前側壁エリアに虚血性変化を認める．
- 胸部写真では心拡大を認めるが，胸水なく従来同様．
- 血液検査が実施され，従来の薬に加え，フロセミド（ラシックス® 20mg；1回1錠/1日1回/朝食後）と，ニトログリセリン（ニトロダーム® TTS 25mg）を1日1枚貼付するよう指示された．

**〈初診から7日後〉**

- 診察状況は前回同様で，元気がなく，ぐったりしていた．
- バイタルサインは血圧 120/80mmHg，脈拍数 120 ～ 130/分，体温 36.5 ℃，$SpO_2$ 97 %，呼吸数 24/分．
- 頻脈の改善がみられないことから精査・治療目的で入院となった．

使用薬剤

・**狭心症と慢性心不全に対して**➡ニコランジル（シグマート®5mg）1回1錠/1日3回/毎食後，硝酸イソソルビド（ニトロール®5mg）1回1錠/1日3回/毎食後，カリジノゲナーゼ（カルナクリン®カプセル 25）1回1カプセル/1日3回/毎食後，ジゴキシン（ジゴシン®0.125mg）1回1錠/1日1回/朝食後，フロセミド（ラシックス®20mg）1回1錠/1日1回/朝食後，スピロノラクトン（アルダクトン®A 25mg）1回1錠/1日1回/朝食後，ニトログリセリン（ニトロダーム®TTS 25mg）1回1枚/1日1回/朝食後に貼付．

・**アテローム血栓性脳梗塞に対して**➡ロスバスタチンカルシウム（クレストール®2.5mg）1回1錠/1日1回/朝食後，シロスタゾール（プレタール®OD 100mg）1回1錠/1日2回/朝夕食後．

・**胃炎・胃潰瘍治療薬として**➡テプレノン（セルベックス®50mg）1回1カプセル/1日3回/毎食後．

### ▶共有すべき情報は何か

・アテローム血栓性脳梗塞あり．狭心症，慢性心不全もあり．

・元気がない．

・脈拍が120/分以上と多い．

・心電図や胸部写真に大きな変化なし．

・心不全の治療をしても，頻脈が続いている．

### ▶ほかに確かめることは何か

・摂食は可能というが，摂食率や水分の摂取量はどれくらいか．脱水により脈拍数が増加している可能性もあるため，摂取した水分量をチェックし，情報提供する．

### ▶どう対応すればよいか

・元気がない．脈拍数も多く，いつもと様子が異なる．
　➡往診担当医師に連絡する（今回の対応でよい）

・往診後も状況が改善しない．　➡病院を受診する（今回の対応でよい）

### ▶どのような状態（病態）が想定されるか

・慢性心不全の急性増悪，心膜炎など心疾患の合併，脱水症，炎症性疾患，薬剤による頻脈など．

**その後の経過・診断**

- 病院に搬送された．血液検査の結果，心不全の指標が著しく高く，脱水の所見も確認されたことから，**慢性心不全の急性増悪**，**脱水症**と診断され，治療が行われた．
- 治療後も脈拍数が100/分以下にならなかったこと，炎症反応が強いわりに全身状態がよく，筋肉の痛みを訴えていたことから症例検討会にかけられた．その結果，**薬剤による脈拍増加**と**リウマチ性多発筋痛症**が疑われるとの意見が出た．
- シロスタゾール（プレタール®OD）を中止して，アスピリン（バイアスピリン®）に変更，またリウマチ性多発筋痛症に対してステロイド剤の投与を開始したところ，筋肉痛と炎症反応が消失し，脈拍数も70/分前後に落ち着いた．

**診断の根拠**

- 血液検査所見 ➡**慢性心不全の急性増悪・脱水症**
- 薬剤変更により症状に改善がみられたという治療的診断 ➡**薬剤性頻脈**
- 欧州リウマチ学会・米国リウマチ学会による分類基準と照合 ➡**リウマチ性多発筋痛症**

## ▶医師からのアドバイス

### ●対症療法で改善しないなら原因を探ろう

Rさんは，病院での精査の前に，往診医によりベラパミル塩酸塩（ワソラン®）が投与されていました．本剤は脈拍数（心拍数）が多いときによく処方される薬ですが，精査をしないままワソラン® を投薬し続けることは対症療法です．「熱が出たら解熱剤を出す」「痛みがあるから鎮痛剤を出す」といった対応を対症療法といいますが，対症療法で改善しない場合は経過に任せず，原因を確かめる必要があります．

### ●精査しても原因がわからない頻脈は薬の影響を疑ってみる

Rさんの頻脈の原因はなかなか判明せず，病院での精査後に，複数のスタッフによる検討会が行われました．頻脈に薬剤が関係している可能性を示唆したのは，検討会に参加した薬剤師でした．「プレタール®ODが原因かもしれません．この薬は本来の作用以外に，脈拍数を増やしたり，狭心症を起こしたり，心不全を悪化させたりすることが少数ですがあります．変更する場合はアスピリン製剤が多いようです」と語ったのです．

薬剤師の情報に基づき薬剤を変更したところ，頻脈は劇的に改善されました．このため，脳梗塞再発予防のために投与していたプレタール®ODが頻脈の原因であると担当医は結論づけました．

多職種が意見を出し合うことで原因が特定され，打開策が見出せたケースです．

### ●ステロイド剤の服薬漏れや与薬ミスに注意！

Rさんは，リウマチ性多発筋痛症に対してステロイド剤の投与が開始され，症状が改善しました．ステロイド剤が導入される疾患はいくつかありますが，医師の指示に従って服用することを厳守してください．一般的には，多い量から開始され順次減量されますので，医師から細かい指示が出されます．最終的に「ゼロ」となる例もあれば，維持量を服用し続ける例もあります．なんらかの都合により受診できなかったり，誤薬によって服用できなかったりすると，ショックを含む重大な事故が起こることがあるので，受診漏れや与薬ミスがないよう留意してください．

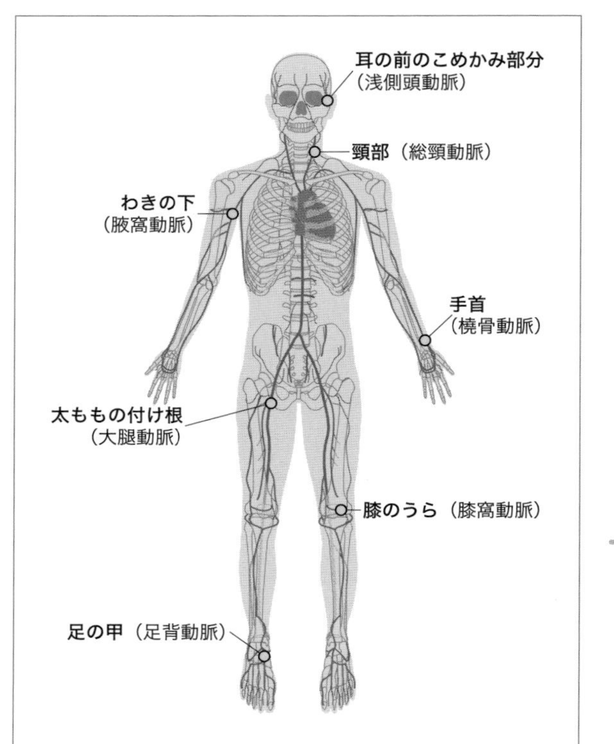


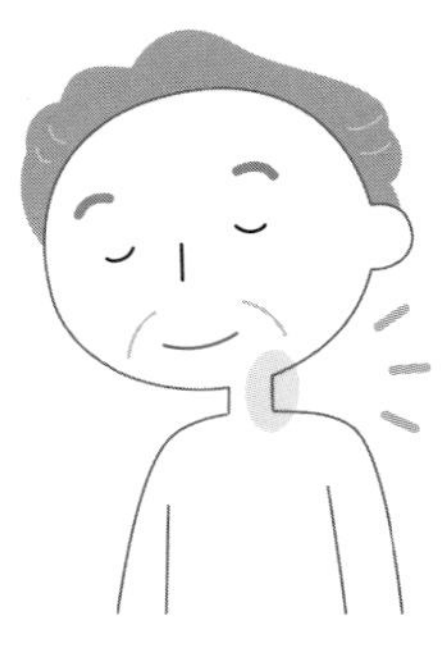

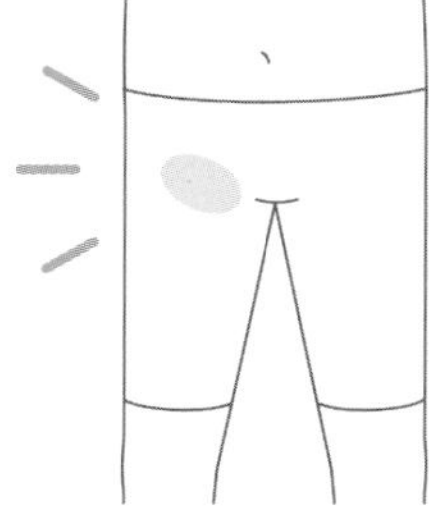

図7　脈を触れる場所

## 「脈拍数が多い」とき（頻脈）に求められる対応

- **バイタルサインをチェックする**
- **自動血圧測定器で正しい値が得られないときは脈が触れる場所で確認しよう**

  脈を知りたいときによく使われるのは手首（橈骨動脈）だが，頻脈や徐脈の場合，皮下脂肪が厚い場合などには測りづらいことがある．特に著しい頻脈のときには自動血圧測定器でも正しい値が得られない場合がある．このように手首での脈拍測定が困難な場合のため，手首以外の「脈を触れる場所」を覚えておくとよい（図7）．
- **貧血の有無，心電図，血糖，不安や不穏に関する記録もチェック！**
- **既往歴と，常用している薬剤についてもまとめる**
- **原因はともかく，頻脈が2日以上続いているのはおかしい．医師に連絡しよう**

## 「脈拍数が多い」とき(頻脈)の考え方とチェックポイント

脈拍数が増えている場合にチェックしたい項目は以下のとおりです.

**①体温**

感染症で発熱しているときは脈拍数が増えます. 脳からの発熱指令が交感神経系を活発化し, 副腎髄質からアドレナリンが放出され心臓が興奮する結果として, 脈拍数が増えるのです.

さらに脱水が加わると心拍数増加に拍車がかかり, よりいっそう脈拍数が増えます. 1℃の体温上昇は, 脈拍数をおよそ10/分増やすといわれます〔細菌感染のときは20/分増えるのでしたね(p.18, p.82の「Δ(デルタ)20ルール」参照)〕.

**②貧血や脱水の有無**

貧血(赤血球数やヘモグロビンが少ない)があると, 酸素を運ぶヘモグロビン(トラック役)が減っているため, 心拍数を増やして(つまり, トラックの往復を盛んにすることで)カバーしようとする反応が起きます.

脱水では血管中の液体総量が減っているため, 血圧は一時的に下がります. それに対する生体反応が起きてくることにより「数で対応しよう」と脈拍数が上がります.

眼瞼結膜(白眼の下)の色の確認や血液検査により, 貧血・脱水が起きていないか確認しましょう.

**③心電図**

心不全を伴う心房細動[※2]があると, ふとしたときに脈拍数が増えることがあります. 脈拍数が150/分以上になると覚醒レベルが低下することがあるため, 医療機関を受診する必要があります. 心電図をチェックすることで心房細動のほか, 発作性頻拍症などの頻脈性不整脈, 心不全, 心筋炎など医療機関受診が必要な病態のヒントが得られることがあります.

**④血糖測定を含む血液検査**

代謝に異常がある場合, たとえば低血糖状態(血糖値70mg/dL未満)では交感神経優位にシフトしているため, アドレナリン過多により脈拍数は増えます.

なお, 甲状腺機能亢進症では新陳代謝が活発化し, 心臓の働きも活発化することから脈拍数は増えますが, 高齢者では甲状腺機能「低下」症がよくあります. つまり脈拍数が減って活気がなかったり, 認知機能の低下があるにもかかわらず甲状腺機能のチェックがされていなかったりする場合は, 病院を受診して血液検査をしてもらうとよいでしょう.

**⑤不安や不穏に関する記録**

精神的ストレスがあると, 脳(の青斑核)からノルアドレナリンが放出されることで交感神経が活性化し, 脈拍数, 体温, 血圧が上がります. 動悸や発汗, ふるえがみられるのもそのためです.

※2 Comment　治療薬として, ワルファリンカリウム(ワーファリン®), ダビガトラン(プラザキサ®), アピキサバン(エリキュース®), リバーロキサバン(イグザレルト®)といった抗凝固薬や, ジギタリスを服用している例が多い.

**Q14** 脱水の場合，血圧は上がりますか，それとも下がりますか？

**A14** 状況によって，血圧が上がっているときもあれば，下がっているときもある．血圧は，「心拍出量×心拍数×末梢血管抵抗」によって決まる．脱水では体液量が減少していることから，心拍出量減少により血圧は低下する．一方，生体反応により，血圧を維持しようと心拍数は増す方向に働きはじめる．それでも血圧が大きく低下した場合，末梢血管抵抗が増す．皮膚に血液が行き届かなくなり，手指や足先が白く冷たくなるのはこのため．それにより中枢の血液を保持していると，生理学では説明されている．

---

**Q15** 脈拍数の増加（頻脈）や低下（徐脈）をきたしやすい薬剤はありますか？

**A15** 脈拍数に影響を与える薬剤としては以下のようなものがある．

- **頻脈をきたしやすい薬剤**：向精神薬や抗不整脈薬など抗コリン作用を示す薬剤（下記**「ワンポイントMEMO ⑪」**参照），カルシウム拮抗剤のニフェジピン（アダラート®），抗血小板薬のシロスタゾール（プレタール®），β刺激剤のアドレナリン（ボスミン®注），デノパミン（カルグート®）など．
- **徐脈をきたしやすい薬剤**：降圧剤のβ遮断剤，カルシウム拮抗剤のジルチアゼム（ヘルベッサー®）やベラパミル（ワソラン®），抗認知症薬（コリンエステラーゼ阻害剤）のドネペジル（アリセプト®）やガランタミン臭化水素酸塩（レミニール®）やリバスチグミン（イクセロン®），抗利尿ホルモン（バソプレシン）など．

---

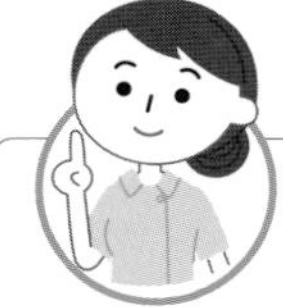

ワンポイント MEMO

### ⑪抗コリン作用を示す薬剤

抗コリン作用を示す薬剤とは，アセチルコリンがアセチルコリン受容体に結合するのを阻害し，副交感神経の働きを抑える作用をもつ薬剤のことをさす．以下に一例を示す．

- **胃腸薬の一部**：ブチルスコポラミン臭化物（ブスコパン®），ブトロピウム臭化物（コリオパン®）など．
- **抗パーキンソン病薬の一部**：トリヘキシフェニジル塩酸塩（アーテン®），ビペリデン塩酸塩（アキネトン®），ベンゾジアゼピン系抗不安薬のジアゼパム（セルシン®），クロナゼパム（リボトリール®）など．
- **抗精神病薬・抗うつ薬の一部**：クロルプロマジン塩酸塩（コントミン®），アモキサピン（アモキサン®），マプロチリン塩酸塩（ルジオミール®）など．
- **過活動膀胱（高齢者の頻尿）治療薬の一部**：トルテロジン酒石酸塩（デトルシトール®），コハク酸ソリフェナシン（ベシケア®），イミダフェナシン（ステーブラ®），プロピベリン塩酸塩（バップフォー®）など．
- **そのほか**：第一世代抗ヒスタミン薬を含有する総合感冒薬（市販薬に多い）や鼻炎対応薬など．

共通した副作用の症状としては，便秘，口の渇き，胃部不快感，尿閉などが代表的である．

抗コリン作用は緑内障，前立腺肥大症，喘息などの状態を悪化させる危険があるため，医薬品添付文書にはこれらの疾患をもつ患者には禁忌と記されていたり，使用上の注意が記載されている．

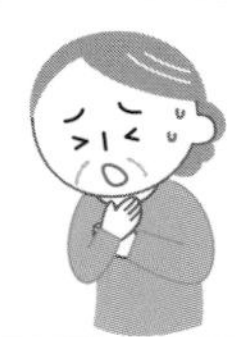

# 9. 呼吸数が増えている

これまで示した事例のなかに，呼吸数が多い場合の対応について参考になるケースが複数あることから具体例は示しません．ここではポイントを整理しておきます．

## 「呼吸数が増えている」ときに求められる対応と考え方

### ● 呼吸数をしっかり測る

1 分間の呼吸数を数えるか，30 秒間測って値を 2 倍するだけです．簡単に確認ができますので，**「いつもと状態がちがう」と思ったら，その 1 分間（30 秒）を待つ余裕をもってください．**

10秒測って6倍したり，15秒測って4倍したりする方法は，呼吸数が減っている場合に誤差が生ずるため不適切です．

**高齢者の至適呼吸数は15～20/分**（参考：就労年齢の至適呼吸数は12～15/分）です．

もし，**呼吸数が 25/分以上であれば異常**と考えてください．

### ● 呼吸が促迫しているなら迷わず病院へ！　施設や自宅で様子をみていてはいけない

深刻な状態かどうかを判断するための指標として，**呼吸数**はもっとも頼りになります．**呼吸が促迫しているならば，迷わず病院に搬送しましょう．**

### ● 重症例・緊急対応を要する例が多い

呼吸数増加の原因となる代表的な疾患や状態は**表 8** のとおりです．**多くは重篤な疾患や対応に急を要する状態です．迷わず即搬送しましょう．**

**表8** 呼吸数増加の原因となる代表的な疾患・状態

- 急性心筋梗塞によるうっ血性心不全など血管性心疾患，心外膜炎，大動脈解離
- 肺梗塞，肺塞栓など血管性呼吸器疾患
- 潰瘍による消化管穿孔などの腹膜炎，腸管壊死など血管性消化器疾患
- ショック
- 発熱〔感染症（なかでも敗血症），熱中症など〕
- 脱水（熱中症）
- 貧血（大量の消化管出血）
- 低酸素状態（肺炎，既存肺疾患の増悪）
- 甲状腺機能亢進症，糖尿病性ケトアシドーシス，副腎不全など内分泌代謝性疾患
- 精神的緊張（ストレス，不安，不穏，興奮など）
- 身体的緊張（激しい疼痛など）

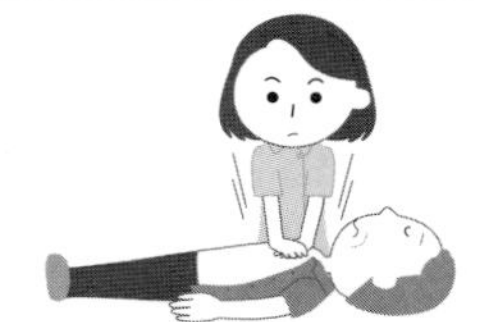

# 10．呼吸していない？心停止？

呼吸が止まっている状態を第三者が発見する機会は，発熱や意識消失に較べれば日常茶飯にみられるわけではないとはいえ，心肺停止への対応は日ごろから慣れておきたいところです．

## 事例⑲　介護スタッフが訪室したところ，呼吸が止まっていたSさん

**概　要**

- **97歳，男性，施設入所．脳梗塞およびその後遺症，認知症，腰椎圧迫骨折，便秘症あり．**
- 摂食，車椅子への移乗ともに全介助を要する状態．
- 摂食状況の平均は，主食10割／副食8割．排便は3日に一度．睡眠障害なし．
- 当日昼のバイタルサインは血圧 100/50mmHg，脈拍数 70/分，体温 36.7 ℃，$SpO_2$ 97 %．
- 同日深夜の午前2時，介護スタッフが部屋を訪れたところ呼吸が止まっていた．

**使用薬剤**

- **脳梗塞およびその後遺症に対して**➡アスピリン（バイアスピリン® 100mg）1回1錠/1日1回/朝食後，バルプロ酸ナトリウム（デパケン®シロップ5 %；50mg/mL）1回6mL（1日量12mL）/1日2回/朝夕食後．
- **便秘症に対して**➡ピコスルファートナトリウム水和物（ラキソベロン®内用液）便秘時に10～15滴/回．

### ▶共有すべき情報は何か

特になし．

### ▶ほかに確かめることは何か

・現在が「看取り（終末）対応期」に該当しているか．

### ▶どう対応すればよいか

- **看取り（終末）対応期に該当している場合**　➡心肺蘇生をせず，医師と家族に連絡
- **看取り（終末）対応期に該当しない場合**　➡心肺蘇生・救急車要請・家族に連絡
  - スタッフをできるだけ集め，本当に呼吸していないか複数の目と耳で確かめる．
  - 呼吸していないなら，ただちに心肺蘇生を開始するとともに救急車を要請する．
  - 家族にも「心肺停止の状態なので，救急車で病院に向かいます」との連絡を入れる．
  - 病歴や医師のサマリー，最近のできごと，発見時の状況など救急隊員に渡す資料を用意する．

**その後の経過・診断**

・病院に搬送．病院での心肺蘇生に反応せず，午前4時に**死亡が確認された**．
・「死因が特定できないとの理由により解剖することになった」と家族から報告があった．

## ▶医師からのアドバイス

### ●「終末期は医療的対応不要」であっても，終末期でないなら原則として治療が必要

施設や在宅においては，呼吸停止や心停止の対応について苦慮することが多いと聞きます．何をどう苦慮しているのか理由を尋ねてみると，「何をどこまですればよいのか迷う」という答えが返ってきます．えっと思われるかもしれませんが事実です．

「心肺停止なら，即蘇生を」とならない一番の理由は「看取り」にあります．つまり「終末期には病院に搬送することなく看取りを希望する」といった申し合わせが家族とのあいだにあるため，心肺蘇生を開始してよいものかどうか躊躇するというのです．

けれども，話をよく聞いてみると，そこには誤解と混乱があります．申し合わせができているのは，「看取り（終末）対応期に延命措置をしない」点に限られており，それ以外は受診希望が大半だからです．なかには，そもそも急変時の申し合わせがされていないといったケースもありました．

たとえば施設や自宅での生活をフツーに送ることができているなど，看取り（終末）対応期に該当しない時期に，「呼吸がない」「脈が触れない」などの状態が確認された場合，本人や家族が受診を希望しているなら救急搬送が必要になります．なぜなら救命できる疾患である可能性が残されているためです．終末期に至っていないときの対応に年齢は関係なく，「在宅」「施設」という生活空間のちがいもまた，治療行為をしない理由にはなりません．

こうした話になると，「100歳の高齢者でも一律に搬送をする必要があるのか？」といった意見がよく出てきます．結論からいえば，もちろん一律にすると決まっているわけではありません．その人の病歴や身体のもろさ，日常生活動作（activities of daily living；ADL）によっては「急変時でも搬送不要，心肺蘇生不要」との希望が，本人や家族から事前に出ていることがあるからです．

また超高齢者では，搬送対応の打診を病院にしたとき「その方はどこまでの治療を希望されていますか？」と問われる機会も増えてきました．心肺停止であっても，また救急搬送している途上で心肺停止を起こしかねないような例は重症者ですから，病院到着後の治療中に状態悪化をきたすことがよくあります．そのような事態に陥ったとき，心肺蘇生や延命措置をするか否かを事前に医師から問われるわけです．

けれども蘇生するか，しないかを判断する根拠があいまいなまま議論されているのであれば，その前に確認しておきたいことがあります．救急車や病院で行われている急変時の対応内容です．

## 「呼吸していない？」「心停止？」のときの考え方

### ●「救急車要請」と「心肺蘇生」はセット

ある人に心肺停止が確認されて救急車が要請された場合，救急隊はただちに心肺蘇生に入ります．この場合，心肺蘇生をするか否かは，その人の発見状況によりません．たとえば，海底5メートルで水没しているところ1時間以上経って発見されたとしても，救急隊は蘇生行為を開始します．

法により「死」が宣言できるのは医師と決められています．ですから（医師以外の者が）現場で確認でき，断言できるのは「心肺停止」という状態であって，「死」ではないのです．救急車に乗る前も乗ってからも，心肺蘇生を続ける理由はそこにあります．

つまり，救急車を要請した時点で，「救急車と心肺蘇生はセット」になっているとの認識が必要です．ことばを換えれば，心肺蘇生を行わないよう救急隊に希望されても救急隊は困るということになります．

### ●心肺停止例への心肺蘇生と全身CT

病院到着後の救急対応の流れを図８に示します．まず，患者が病院に着くと，医療スタッフ

《1st アプローチ》⇐ 家族到着まで実施

1．救急隊から心肺蘇生をバトンタッチ
2．心電図モニター装着，波形をカクニン
3．心停止（アレスト）なら蘇生続行
4．血管（静脈）確保
5．呼吸路を確保するため気管内挿管
6．心停止なら，アドレナリンなど血管内注入
　波形が確認されるなら，抗不整脈薬など血管内注入

↓

《2nd アプローチ》

CT による画像診断で，死因を推測
　心肺停止：蘇生中断にて撮影する
　心肺稼働：いつでも再蘇生できるようスタンバイの状態で撮影する

↓

《3rd アプローチ》

到着した家族に状態説明
心臓が蘇生に反応せず：蘇生終了
心肺稼働：自発呼吸の有無を説明
☞ **自発呼吸なし ⇒ どうする？→ 人工呼吸器装着の説明**
　心肺蘇生終了になることあり

**死因が特定**：「死亡診断書」作成
**死因が不明**：解剖の必要性を説く
　⇒ 異状死体なら警察介入，（別の）医療機関で解剖へ

図8　病院到着後の救急対応の流れ（心肺停止例）

は救急隊から心肺蘇生をバトンタッチし，心電図モニターの装着や太めの留置針による血管確保，呼吸路の確保などを行い，心臓に刺激を与えたり酸素を送り込んだりします．心肺が動いていなければ，肺への酸素供給路を確保する目的で気管内挿管が行われます．心停止発見までの時間が短いときは心機能が回復し，自発呼吸が出てきます．けれども水没例のように最初からまったく反応を示さない例もあります．

次に行われることは，救急対応室（急患室）から病棟へ移れるかどうかの判断です．原因がわからないときは，何が起きているかを知るために頭部から骨盤部までのCT写真を撮ることがよくあります．この状態では，心臓は動きはじめたものの依然として自発呼吸がないこともあるため，呼吸・循環の見極めが大事になってきます．CT画像から得られる情報よりも現在の状態が不安定であるなら，呼吸循環管理が優先されます．呼吸がない，あるいは安定しない場合は気管内挿管された管につながれたバッグを手で膨らませながら撮ります．

撮影が終わっても同じ状態が維持されているなら，病棟に向かい入院となります．一方，病院での蘇生対応に心臓も呼吸もまったく反応しないのであれば，心肺停止状態にあることを家族に説明したあと，心肺蘇生を止めた状態で撮影に入ります[※1]．

しかしCTで原因がわからないときは，死因を特定する目的から解剖が行われることになります[※2]．ちなみに「突然死の原因研究」（三原千恵ら；日職災医誌，51，2003）によれば，突発した内因性要因の内訳は心疾患が約7割を占め，脳疾患が約2割，呼吸器疾患が数パーセントと続いていました．心臓や呼吸が止まり死に至る疾患としては，心疾患が圧倒的に多いのです．

### ●「延命治療を望まない」人に心肺蘇生はしない

呼吸が停止しているにもかかわらず救急車を呼んで病院に搬送する理由は，恒久的に心肺停止状態にあるとはいいきれないからです．たとえば心筋梗塞では，蘇生により「生」がつなぎとめられる可能性が残されています．仮に心電図で心停止が確認されていても，早い時間帯なら蘇生によって一命がとりとめられることがあります．

年齢を考慮して，終末期対応には該当しない一時的な心肺停止であっても治療には及ばない，との判断を下すべき人は「本人」です．むろん，こうした話は元気があるときになされているわけです．

しかしその本人に呼吸がなく心停止が起きているようであれば，判断するのは家族になります．家族の合意が「治療には及ばない」のであれば，救命措置は必要ありません．こうした例では，「終末期でなくとも心肺停止が確認された場合，一切の延命治療は望まない」とする内容が盛り込まれた文書を事前に交換し，家族と施設とで共有して保存しておく必要があります（図9）．

一方，「延命治療は望まない」とする意思表示が，本人や家族から得られないのであれば，死を迎えるのに「積極的」であってはなりません．

※1 Comment 蘇生対応に反応しないにもかかわらずCTを撮る理由は，脳血管障害や腹部大動脈瘤破裂など画像1枚で死因がわかる場合があるためである．

※2 Comment 解剖したとしても，すべてがあきらかになるとはいえない．たとえば心筋梗塞は解剖により証拠が得られるものの，重度の不整脈では解剖で証拠が得られるとは限らない．

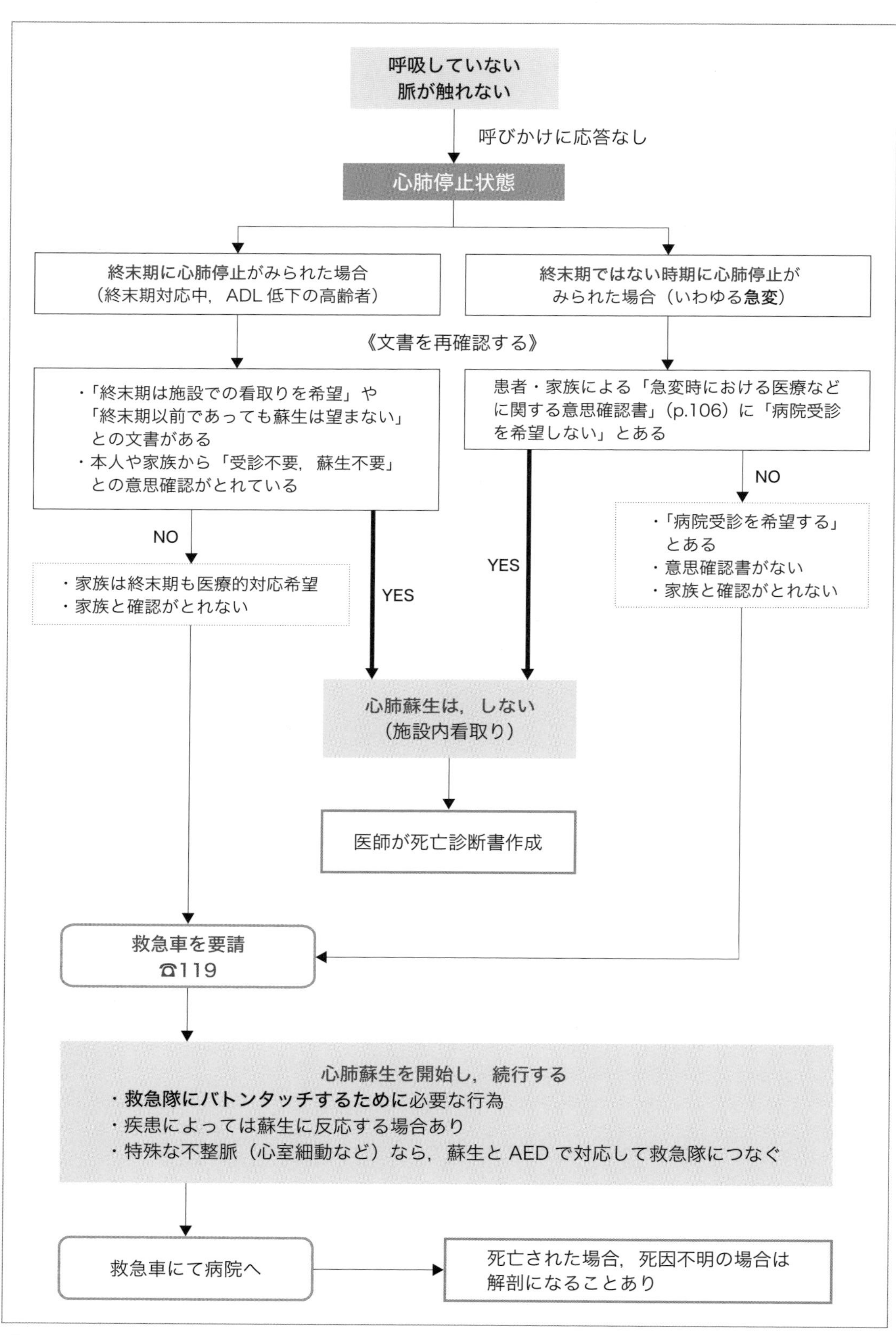


図9　呼吸も脈も止まっていた場合の対応の流れ

●**最期の対応を決めるのはスタッフではない**

救急車を呼んで病院に搬送したいのであれば，救急隊につなぐためにも心肺蘇生が必要になってきます．その場合，蘇生行為をしなくても許されるのは「どういう状況であれ，救急車を要請して病院に送るという原則」にあてはまらないケースです．家族から「終末期に入ったときは看取りを希望するが，それ以前であっても心肺停止が確認されたような場合，心肺蘇生は希望しない（不要）」といった希望による申し合わせができており，文書化されている場合に限られます．

なかには，「100歳にもなる高齢者に心肺蘇生をするのは忍びない」といった心情を抱くスタッフもいるでしょう．しかし，心肺蘇生不要と判断するのは家族であって，スタッフではないのです．その点を誤解してはなりません．

あらかじめやっておくべきこととして，「高齢者への心肺蘇生の是非」を家族に提示したり，意見交換をしてまとめていく作業があります．その場面で自分なりの経験や医療的事実を提示するならかまわないでしょう．

逆に，理由はどうであれ「医療的にできることは，すべてしてほしい」と家族が望むならば，救急隊につなぐためにも蘇生行為に入らなければいけないのです．

また，家族が遠隔地に住んでいる場合は，施設到着まで時間がかかることがあります．しかし電話でのやりとりは原則不可なので，終末期対応の確認がとれていない場合は心肺蘇生を開始することになります．救急隊や病院へバトンタッチをするまでの責務と考えてください．

## 「呼吸していない？」「心停止？」のときに求められる対応

●**まず人を呼ぶ**

・在宅なら家族や隣人，施設なら同僚スタッフを集め，呼吸をしていないことを確認する．

●**看取り（終末）対応期に「ある」か「ない」かを確認する**

・**看取り（終末）対応期に「ある」場合** ➡心肺蘇生しない．主治医に連絡して心肺停止を伝える．施設では，家族に「心肺停止状態で発見されたので，救急車で病院に行きます」との連絡を入れる．

・**看取り（終末）対応期では「ない」場合** ➡呼吸停止と同時に心停止の状態（つまり心肺停止）と判断し，ただちに心肺蘇生を開始，救急車を要請する．発見した状況をメモとしてまとめておき，救急隊が到着したらメモを渡す．

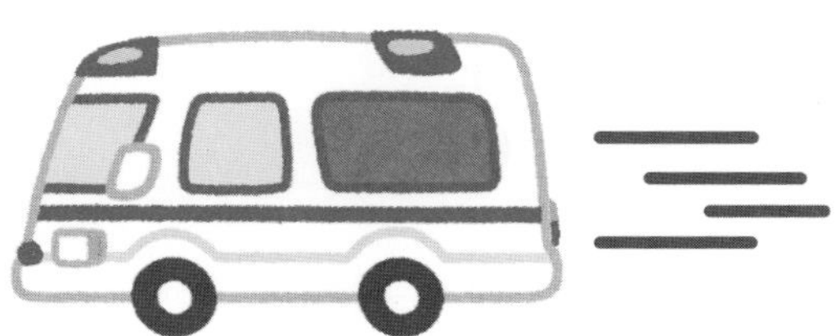

**Q16** 心肺蘇生を行う場合，意識がないことを確認し，AED（自動体外式除細動器）を用意したらさっそく心肺蘇生を開始すればよいですか？

**A16** 誤り．普段どおりの呼吸をしているか，いないかの確認が必要である．意識を失っているが普段どおりの呼吸をしているなら，心肺蘇生は不要（してはいけない）．

一般向けには，『改訂6版 救急蘇生法の指針 2020（市民用）』（日本救急医療財団 心肺蘇生法委員会監修，へるす出版，2021）が参考になる．心肺蘇生の手順として，「1）安全を確認する」「2）反応を確認する」「3）119番通報をしてAEDを手配する」のあとに「4）普段どおりの呼吸があるか確認する」の項目があり，そこでは以下の説明がされている．

> ***4）普段どおりの呼吸があるか確認する***
>
> *心臓が止まると普段どおりの呼吸がなくなります．*
>
> *傷病者の上半身をみて，10秒以内で胸と腹の動き（呼吸をするたびに上がったり下がったりする）を観察します．胸と腹の動きから，呼吸をしていない，または呼吸はしているが普段どおりではないと判断した場合は心停止と考えて，ただちに胸骨圧迫を開始してください．*
>
> *約10秒かけても普段どおりの呼吸かどうかの判断に迷う場合，またはわからない場合も心停止とみなして，ただちに胸骨圧迫を開始してください．心停止でない傷病者に胸骨圧迫を行ったとしても重大な障害が生じることはないとされていますので，ためらわずに胸骨圧迫を開始してください．（以下略）*
>
> （日本救急医療財団 心肺蘇生法委員会監修：改訂6版 救急蘇生法の指針 2020（市民用）．pp.22-23，へるす出版，2021．より引用）

つまり，普段どおりの呼吸をしていない場合，あるいは約10秒かけても普段どおりの呼吸か判断できない場合に限り，心肺蘇生に入るという内容だ．厳密にいうと，呼吸が止まっていても心臓が動いている時間帯がある．その時期を経て心停止が訪れる．呼吸も心臓も止まっている状態が「心肺停止」である．

呼吸があるか，つまり息をしているかどうかは，胸部と腹部の動きの観察に集中することが大事だが，判然としないときは傷病者の鼻孔に耳を近づけてみるとよい．

施設では聴診器のベル型部分を使う．息があるのであればスー，スーといった呼吸音が聞こえるはずである．

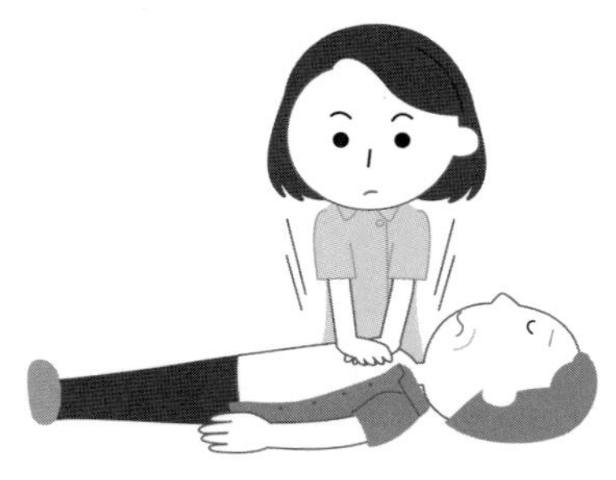

第4章

# 終末期対応の実際

## 看取りの場の移り変わり

現在の日本では，約7割の人が医療機関で亡くなりますが，昭和のなかごろは，老いれば自宅で死去するのが普通でした．

死を目のあたりにしたからか，筆者は祖父母が亡くなった姿をいまもはっきり覚えています．もともと温泉が好きで，自宅に風呂があったにもかかわらず商店街のはずれにあった銭湯に通っていた祖父は，足腰が弱ったため自宅の風呂を使うようになっていました．それから数日経った夕刻，浴槽で水没している状態を発見されました．祖母は，日曜日の昼に店屋物のソバを一緒に食べたあと，午後2時くらいに冷たくなっていました．のぞいてみると顔が土色をしていました．

祖父も祖母も，通夜と葬儀は自宅にて家庭的な雰囲気のなかで行われました．

死の迎えかたや葬儀のしかたは，埋葬の話題とともに現代でもホットな話題のようです．「葬式無用 戒名不用」といったのは戦前戦後に活躍した実業家の白洲次郎ですが，そうしたスタイルなきスタイルを希望する人や散骨や合同葬を望む人も増えていると聞きます．

厚生労働省（以下，厚労省）資料「死亡場所別，死亡者数の年次推移と将来推計（平成27年）」によると，2010年から2030年までに死亡者数が約40万人増加すると見込まれています．

一方で，医療費抑制のため病床数の削減も進められていますので，看取りの場は，医療機関以外，つまり，訪問診療を受けている人が暮らしている家や，高齢者向け施設，介護施設へと移行していくことになります．

国の“計画”に従って病院以外の場での看取りを増やそう，と言いたいのではありません．「亡くなる人が増えても，病床は増えない」状況にある以上，臨終間際に病院に搬送される高齢者が増えれば増えるほど，本来医療を必要とする人々を救う場が粗雑になり，失われていくことを怖れているのです．それはおそらく，多くの人に幸をもたらしません．

在宅や施設で高齢者とかかわる医療・看護・介護スタッフは，こうした背景を理解し，「終末期であるにもかかわらず不安定になったらすぐさま救急車で病院に搬送するような行為」を極力減らす努力が必要になってくるでしょう．努力を具体的に述べれば，

**看取り対応と決まったら安易に病院搬送しない．**
**そのための教育や関係者の意思統一を図る努力を惜しまない．**

という内容になります．この章で伝えたいことは，そのひとことに尽きます．なぜなら，これから看取りに取り組もうと関係者が決めたり，看取り加算を整備したところで，上記の努力がない限り，看取る行為はできないからです．ちなみに「関係者」とは，ケアにあたるスタッフと家族です．

## 死因がわからなければ「解剖」になることも

看取りの手引きとしては，すぐれた資料がすでにあります．たとえば，「2015年の高齢者介護～高齢者の尊厳を支えるケアの確立に向けて～」（厚生労働省，2015年）や，「特別養護老人ホームにおける看取り介護ガイドライン」（三菱総合研究所，2007年），あるいは「看取りに関する手引き（在宅および高齢者施設等における看取り）」〔山形県村山総合支庁保健福祉環境部（村山保健所） 山形在宅ケア研究会〕などです．

その一方で，ある人の終末期のケア方針が「看取り」と決まっていても，実際には看取られないケースが数多くあります．「状態がおかしかったので病院に搬送した」とする例が代表です．病院搬送を指示した人は「だって，昨日よりずっと状態が悪いわけだから，病院に送るべきでしょう」といった意見を平然と口にします．

終末期では，多くの臓器が「機能停止」の方向に傾きはじめます．ですから状態に変化が起こるのは当然ですし，そのタイミングでなんらかの検査をすれば，必ず「異常」が出てきます．そのため，受け入れた病院の医師たちは，異常な部分を立て直そうと努力します．これはもう寿命だ，治療はムリだろうと思って家族に説明しても「できることは何でもしてください」と頭を下げられれば「治療」せざるを得ないといった理由もあります．

対応された結果はさまざまで，運よく施設に戻れる例から，療養型病院に転院となる例まであります．転院となる人のなかには延命治療を施される例も少なくありません．体に管がたくさんついた「スパゲッティ症候群」と称される状態がそうです．

それ以上に多いのは入院後ほどなくして死亡され，解剖にまわる例です．「死因がわからないので解剖する」と告げられた家族は，一瞬耳を疑います．「主治医がいたのに，なぜ死因がわからないのか」との思いがあるからでしょうし，「90歳にもなるのに解剖する必要があるのか」といった理不尽さを抱くからでしょう．

しかし，医師側にも事情があります．死亡診断書には死因を書く欄があるのですが，救急車のなかで亡くなったり，搬送された病院に着いてまもなく亡くなった例は，死因がわかりません．そのため，死亡診断書や死体検案書を書くために医師は解剖することがあるのです（p.110の**図5**参照）．

解剖になると家族は困ってしまうわけですが，実は別の事情で病院も困っています．法医学者は激減し病理学者も減っているため，解剖する医師が慢性的に足りないのです．

## 病院に向けた意思確認書は3つに分けて用意しよう

高齢者が病院に搬送されてきたとき，受け入れる側の病院でしばしば問題になるのは，何をどこまで治療すればよいかの指示がわからないことです．

これらに対して「急変時や終末期における医療などに関する意思確認書」のような覚え書きを作っている施設も少なくありません．治療行為をどこまで希望されるのか本人の意思を事前に確認しておくための書類とされます．目的はいくつかあるようです．ひとつは，予想された疾患（医師の診断をすでに受けている疾患）が進行したときのために．またひとつは，突発的に起きた心不全や呼吸不全，脳卒中などで生命の危機に陥っているときのためにです．あるいは本人の意思確認ができる状態ではなく，家族にも連絡がつかない場合に備えてといった理由もあるでしょう．このような覚え書きは，救急搬送をする際に，救急隊員や搬送先の医師にご入所者やご家族の意向を施設職員が代わりに伝えるための確認書類と説明されていると聞きます．

この書式にはひな型があるため，そのフォーマットを利用している施設が多いようです．

けれども，**図1**のような意思確認書を受け取った医療機関は対応に苦慮します．確認書に「急変時や終末期」と「急変時」,「終末期」が並列表記されているためです．また「回復の見込みがないと医師が診断した場合」と記載されているのに，その対応として救急搬送や入院治療を行うかが問われる内容になっているからです．施設に入居されている人が「回復の見込みがない状態」にあるなら，それイコール終末期にあるのだろうと医療機関の医師たちは判断するでしょう．

あるいは，回復の見込みがない状態で，もはや口から食べられない状態にある人の希望欄に，経鼻経管栄養や胃ろう造設，中心静脈栄養のいずれかにチェック☑が入っていた場合，医療機関

**急変時や終末期における医療などに関する意思確認書**

私は，当施設において，一般に認められている医学的知見に基づき回復の見込みがないと医師が診断した場合，治療（対応）について次のとおり希望します．

なお，意思確認書はいつでも変更，または撤回できます．

記

**① 口から食べられなくなった時の対応**

| | | |
|---|---|---|
| ・経鼻経管栄養 | □希望する | □希望しない |
| ・胃ろう造設 | □希望する | □希望しない |
| ・IVH（中心静脈栄養） | □希望する | □希望しない |

**② 状態が悪化したときの対応**

| | | |
|---|---|---|
| ・救急搬送 | □希望する | □希望しない |
| ・入院治療 | □希望する | □希望しない |

図1 意思確認書の一例（よくない例）

にいる医師たちは理解に苦しむはずです．

こうした混乱を防ぐために，病院への指示書は３つに分けて用意しておいたほうがよいでしょう．最初は，終末期に至っていない段階で用いる意思確認書です．

## 意思確認書その1——急変時での対応（図２）

**図２**の「救急車要請にて病院への搬送」を「希望しない」例とは，たとえば治療に対する反応が大きく低下していたり，状態悪化を繰り返すようなケースです．入院治療を受けて退院となったとき，体力や治癒力の低下を担当医から説明され，入院治療の限界を説かれた家族が，施設のケアマネや相談員に報告する例に代表されます．

**図２**の意思確認書で，「病院受付時間帯の受診をする」との選択肢をあえて②に掲げた理由は，一刻一秒を争う病態ではないものの，検査体制が整った環境を待って調べてほしいと願う家族が多いからです．ともあれ病院搬送による治療を希望されない場合は，状態のさらなる悪化により，施設内看取りの対象になってきます．

つまり**図２**の前半部分は，受診の方法やタイミングに対する意思確認です．状態が変化したときは即座に受診だろうと思われがちですが，あながちそうでもないことは，わたしたち自身のことを考えてもわかります．夜に症状があっても，明日の朝一番に受診すればよいと判断した経験は誰にもあるはずです．大事なのは，病状や指標です．客観的にわかる症状は麻痺，意識障害などが代表でしょう．客観的指標として大事なのは，バイタルサインです．

さらにこの確認書は，状態悪化により医療機関を受診したあと必要になってくる書類でもあります．本来であれば，病院にて担当医と本人・家族とのあいだで交わされる意思確認書ですが，

私は，特別養護老人ホーム（施設名）において，明らかにいつもと状態が違っていたり，身体に変化が生じている場合，対応について次のとおり希望します．

また，病院への移動途中または病院到着後に，より状態が悪化することも想定し，以下の医療的措置についての意思を表明します．
なお，意思確認書はいつでも変更，または撤回できるものとします．

| | | | |
|---|---|---|---|
| ① | **救急車要請にて病院への搬送をする** | □希望する | □希望しない |
| ② | **病院受付時間帯の受診をする** | □希望する | □希望しない |

補足：救急車による搬送は原則しない．夜間など，医療機関の対応が手薄な時間帯では，翌朝まで待って医療機関を受診する．
ただしバイタルサインの悪化や症状が進行性である場合は，看護師もしくは医師判断で救急車にて病院搬送することあり．

**《病院での処置中や入院中に状態が悪化し，致死的になったときの対応》**

| | | | |
|---|---|---|---|
| ③ | **用手による心肺蘇生** | □希望する | □希望しない |
| ④ | **機械による呼吸管理（人工呼吸器装着）** | □希望する | □希望しない |
| ⑤ | **輸血** | □希望する | □希望しない |

**図２　修正案①　急変時（看取り対応期以外）における医療などに関する意思確認書**
（社会福祉法人　湯河原福祉会　浜辺の診療所作成）

本人の確認がとれない場面や，遠方の家族が来られない場面を想定しておくべきでしょう．

緊急度が高い病態では応急処置を要したり，それでも先の見通しが立たないときがあります．具体的には，覚醒レベルが落ちていたり，出血が止まらない，瀕死状態に陥っているようなケースです．病状が不安定ですから病院でさらに悪化する例もよくあります．そこで延命治療などをどこまでするかについて，入院が決まった時点で家族は主治医から，必ず問われます．心肺停止になったとき，蘇生をするか，する場合は用手による蘇生までか，それとも人工呼吸器につなぐことまで希望するかが問われるのです．諸事情により家族が病院に来られない場合，医師は治療を進めることができません．そのような場合に意思確認書が役に立ちます．

また，吐血や下血が止まらないとき，緊急内視鏡が行われたあと，止血とともに緊急輸血が必要になる例があります．その場合は，輸血を望まない方々への配慮が必要でしょう．**図２**の後半部分でこれらの意思確認を行います．

**図２**の「③用手による心肺蘇生」とは，心臓マッサージ，呼吸管理，点滴確保，必要に応じて行われる除細動が含まれます．これらの処置に反応して心臓が動き，自発呼吸が出てくる場合は，蘇生成功となります．蘇生が成功するかしないかは，心肺停止から蘇生までの時間以外に，蘇生を受ける人の「体力」や「予備力」が大事になってきます．心肺機能が低下した高齢者では，蘇生に反応しない例が少なくありません．

一方，用手による蘇生を進めていった結果，心臓は復活したが自発呼吸が得られない状態になることがあります．こうした例では，エアバッグによる送気，つまり用手による呼吸管理を続けることになりますが，医療スタッフが付きっきりで対応することは困難なため，ある時点で人工呼吸器を装着するかどうかの打診を受けることになります．この場合，回復の見込みが少しでもあるなら，**図２**の「④機械による呼吸管理」をどうするかは医師との話し合いになるでしょう．

反面，回復の見込みが極めて乏しいなら，医師は機械による呼吸管理を勧めないはずです．意思確認書では「入院中に状態が悪化し，致死的になったときの対応」として，機械による呼吸管理を希望するかしないかを問うているので，これを希望することは，延命治療を意味します．

## 意思確認書その2――終末期での対応（図３）

次に必要な書類は「終末期における医療などに関する意思確認書」です（**図３**）．施設において，いよいよ回復の見込みがないと判断されたとき，医療機関を受診して治療を受けるか，それとも受けないかの意思表示に関する書類です．回復する余地が本当にないのか疑問に思っているご家族や，治療に一縷の望みを託したいご家族は，医療機関での治療を希望されます．しかしご家族の希望で病院を受診しても，諸検査の結果「回復が見込めないため入院治療はできない」との結論になることは，よくあります．その場合は施設に戻ることになるため，もともと医療機関を受診することなく施設内にとどまる人と同じように，看取り対応に進むことになります．

また，施設でできる医療的処置をどこまで希望するかの意思確認も必要です．医療的処置については施設ごとにできることとできないことが異なりますので，自施設で提供できる医療的処置を提示しておく必要があります．

私は，特別養護老人ホーム（施設名）において，恒常性（ホメオスタシス：正常維持能力）が破綻し，回復の見込みがないと医師が診断した場合，治療（対応）について次のとおり希望します．

なお，意思確認書はいつでも変更，または撤回できるものとします．

記

（※以下は施設で対応可能な医療行為について具体的な内容を列記します．）

**① 医師から病状説明を受けたあとの対応**

| | | |
|---|---|---|
| ・施設内にとどまっての対応 | □希望する | □希望しない |
| ・救急搬送 | □希望する | □希望しない |
| ・入院治療 | □希望する | □希望しない |

**② 施設内で対応可能な医療的諸処置**

| | | |
|---|---|---|
| ・医師判断による諸処置 | □希望する | □希望しない |

**図3 修正案② 終末期における医療などに関する意思確認書**
（社会福祉法人 湯河原福祉会 浜辺の診療所作成）

## 意思確認書その3——心肺停止状態での対応（図4）

さらに，心肺停止で発見された場合の意思確認書もあったほうがよいでしょう（**図4**）．訪室したら心肺停止状態だったという話は，病院では夜間を中心に珍しくありません．施設ですと，看取り体制下にあったり，老衰が進んでいる例でときどき経験します．この場合，施設と契約している医師が作成した死亡診断書に書かれた死因に納得される家族が大半です．理由は，著しい高齢であるためのもろさを理解されていたり，入退院を繰り返していたりするからであり，また死亡診断書が埋葬に必要な手続き書だからでしょう．

しかしなかには，死因を知りたいご家族がいることも忘れてはいけません．真の死因がわからなければすっきりしないといった意見が出ることもあるからです．

自然であり円滑な最期をご家族に提供するのも，施設スタッフとしては大事な仕事ですが，それ以上に大事なことは，施設と家族間で日ごろから良好なコミュニケーションが築かれているかどうかです．ここに溝があると「いい加減な死因を書かれた」「施設として隠蔽したい何かがあるのではないか」といった思いを抱かれることがあります．

実は「心肺停止で発見されたら，迷わず救急搬送すべし」といった指南があります．たとえば総務省消防庁が作成している「Q助（全国版救急受診ガイドアプリ）」がそうです．「以下の症状で，当てはまるものはありますか」の下に「呼吸をしていない．息がない」「脈がない．心臓が止まっている」「冷たくなっている」などの選択肢があります．これらはいずれも心肺停止状態ですが，そのどれをクリックしても，結果は「いますぐ救急車を呼びましょう．緊急度が高いと思わ

私は，特別養護老人ホーム（施設名）において，想定されていない状況で心肺停止となって発見された場合，対応や治療について次のとおり希望します．

なお，意思確認書はいつでも変更，または撤回できるものとします．

記

（※以下は施設で対応可能な医療行為について具体的な内容を列記します．）

**心肺停止にて発見されたあとの対応**

□心肺蘇生はしない
　補足：施設での看取りと同様の対応をします．

□心肺蘇生をし，救急搬送する
　補足：死亡が確認されると，承諾（行政）解剖になることがあります．

**図4 修正案③ 心肺停止にて発見された場合の医療などに関する意思確認書**
（社会福祉法人 湯河原福祉会 浜辺の診療所作成）

れます．今すぐ119番に電話してください」と指示されます．

この指示に従って119番要請をして病院に搬送された場合，心肺蘇生に対応できるのは就労年齢もしくはそれ以下の人たちの一部に限られます．心肺停止状態で発見された高齢者の大半は，息を吹き返すことなく死亡宣言されます．問題は，そのあとです．死亡診断書または死体検案書を書くには死因を推定もしくは特定する必要があるのですが，心肺停止状態でみつかった高齢者をはじめてみる医師は，死因が皆目わかりません——．

## 施設・在宅に暮らす高齢者が病院搬送後に亡くなったら……

これまで病院にかかったことがない人が心肺停止で搬送されてきた場合は，「来院時心肺停止」とよばれます．死亡を確認した場合，ある医師はさしあたり全身のCT写真を撮って，死亡に至った原因検索をするでしょう．またある医師は，死体の外観に異状がないかを検分（検案とよばれる）し，事件性を示すような外表異状がなければ死体検案書を作成します．

さらに別の医師は，病院到着後，心肺蘇生という医療行為をしたあと死亡を確認したのだから，短いあいだでも診療をしたあとの死亡ということで，死亡診断書を作成します．いずれも来院時心肺停止の事後措置として問題ない行為との論考があります．（長崎県医師会報 平成27年9月号 満岡 渉論文）

一方，ある医師は，死亡した原因がわからないのだから診断書が書けないとの理由で，解剖（承諾解剖や行政解剖）する方法を選択します．医師法21条に「医師は，死体又は妊娠4カ月以上の死産児を検案して異状があると認めたときは，24時間以内に所轄警察署に届け出なければならない」との記載があるためです．病気になって診療を受けつつも，その疾病によって死亡す

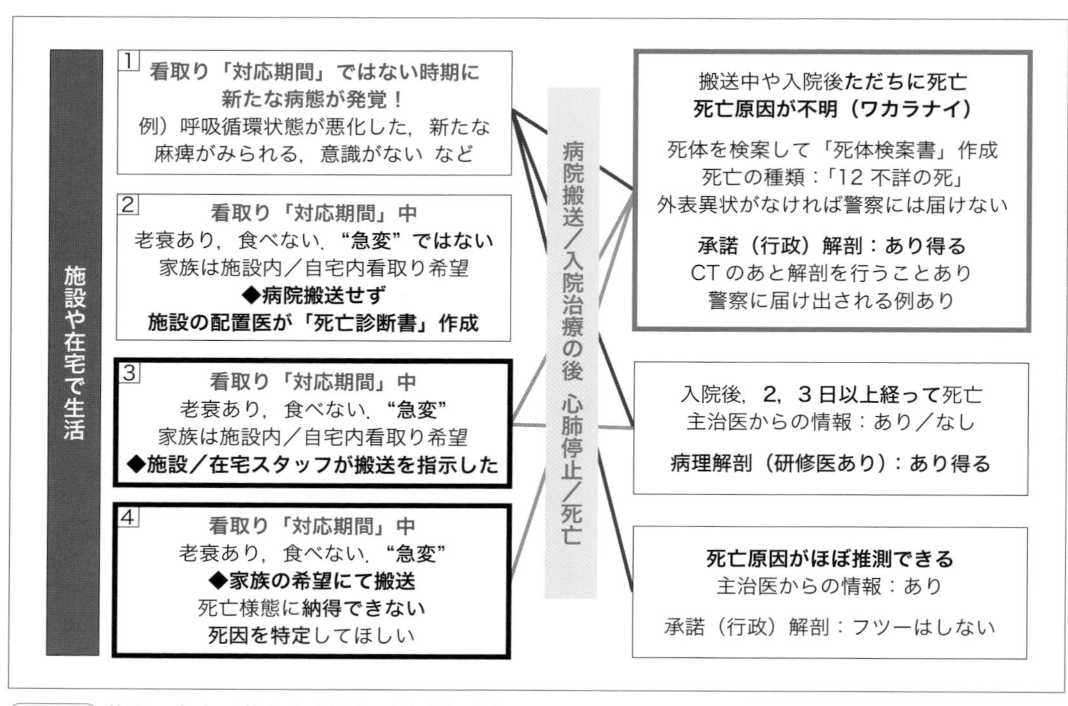


図5 施設・在宅で暮らす高齢者が病院搬送中・後に亡くなった場合の対応（解剖要否の判断）

るスタイルが「フツーの死」であって，それ以外は異状死との扱いになるからでしょう．そこで死因が推定されることになりますが，不明の場合もあります．致死的不整脈が生じていた場合がそうで，たとえば高齢者入浴中突然死症候群が該当します．急性心筋梗塞も，死体を CT 検査してみただけではわからない疾患の代表です．

そもそも高齢者では，一般検査レベルで中等度以上の異常を抱えた臓器が複数確認される例が少なくありません．そうしたケースではもろさから体調を大きく崩すことがあるため，死因の推測そのものが困難な場合は想像以上に多いのです．

**図5**は，施設や在宅で暮らしていた高齢者が普段と異なる状態になったとき，病院に搬送されたらどうなるかをまとめたものです．

看取り対応期間中に心肺停止が起きた場合，家族が施設や自宅での看取りを希望されていたなら，施設の配置医や主治医によって死亡診断書が作成されます（**図5**の2）．

しかし**図5**の34のように，看取り対応期間中であっても病院に搬送される例があります．その場合は，承諾（行政）解剖になることが珍しくありません．ちなみに死因を解明する目的で行われる解剖のうち，監察医制度がある東京 23 区，横浜市，名古屋市，大阪市，神戸市などの地域では行政解剖とよばれ，それ以外の地域では承諾解剖とよばれます．

一方，**図5**の1の看取り対応期間ではないときは，心肺停止が起きるまでの時間によって，右の 3 つのパターンがあります．来院時心肺停止では，右上の赤の太枠に進みます．

さらに，施設のショートステイやデイサービスを利用している方々は，主治医（かかりつけ医）が施設外の医師であったり，主治医そのものがいない例が大半です．つまり施設内のベッドをショートステイとして利用していても，また特養や老健に併設されたデイサービスを利用していても，そこには自分の主治医はいないのです．

このような方が施設内で心肺停止を起こした時は，心肺蘇生を開始して救急車を呼んでください．仮にその方の家族から「施設内の対応でよい」とする希望があっても，これまで診療したことのない医師は，現在の状態や過去の病歴を知りません．ですから心肺蘇生行為まではできても，死亡診断書は書けない（書いてはいけない）のです．

## 看取りは自然死へのサポート行為

看取りと決まったら病院に搬送しないよう徹底するためには，何が必要なのでしょう．それは「勇気」です．「状態は悪くなってきたが病院に送らず，このまま様子をみる勇気」が看取りには求められます．機体がソフトランディングするように，自然なかたちで最期が迎えられるようサポートする．それも医療・看護・介護スタッフに課せられた大事な仕事のひとつといえます．何よりそうした最期は，現役世代の多くが望むところでもあったことを思い出してください．

歴史をひも解けば，貧しかった時代の日本には，高齢者を終生敬う大家族制度が存在していました．一方で，若い世代のために高齢者が自ら消えていく慣習も古くからありました．姥捨てや楢山節考の山行きが，その代表例です．

しかし近代化に伴い，家族のありかたや死の迎えかたをめぐる新たな問題が浮き彫りになってきました．たとえば，生活は豊かになったが核家族化が進み，家族関係は希薄になったとの指摘があります．近隣住民との関係も希薄化するなかで，高齢者の孤立死や無縁死がクローズアップされるようになりました．それらの問題を解析してみると，実は孤立や無縁といった生きかたは高齢者にとどまらず，若年者や壮年者にもみられることがわかってきました．

独居生活者は，これからも増えるといわれています．生活していた足取りが，あるところからふっと消えてしまい，それ以降は誰も関心を示さなくなる．便利な社会の裏側には，そうした影が潜んでいるのです．

人生の最期をどう迎えたいかは，個々の死生観や宗教観によります．小説家の永井荷風は野垂れ死するのが本望だと公言し，実際にそうしたかたちで一生を終えました．野垂れ死は「自然死」の亜型ですが，多数派が希望する「自然死」とイコールではありません．

自然死の根幹には，「一生を終えようというときは医療の介入によって命を延ばさないことが自然．可能であれば親族や知人など関係性の深い方たちに囲まれながら，限られた時間を過ごすというのが自然」とする考えがあります．野垂れ死とは大きく異なっています．

独居生活者が増えても，多少関係が生じた人たちに囲まれて最期を迎えることをめざす看取りは，自然死へのサポートといえる行為です．家族や知人など関係者が望むなら，死期が近くなったことを伝え，関係者に心構えをしていただいた上で看取る行為は，それもまた自然な死です．

見送る側も見送られる側も，自然な終わりだったと感じられるような「看取り」を希望される人たちのために，看取り対応の実際を述べてみます．

なお，家族への連絡や緊急時のオンコール対策，あるいは看取り後の連絡など手続き上のノウハウは先に掲げた資料を参考にマニュアル化しておけばよく，ここではふれません．

## 「終末期より手前の時期」の対応を決めておこう

施設でも在宅でも，「最期は看取りで」と希望される方はかなりいます（**図6**-2）．その思いは「最後の最後はあれこれ手を加えることなく自然なかたちで対応してほしい」との主張にあります．

それなら「最後の最後に至るまでの時期」はどう対応するのがよいのでしょう．「最期は看取りで」と希望されていても，看取りに至るまでの時間はかなりあります．たとえば，80歳で入所され，**図6**-2を希望する方が90歳で亡くなることを想像してみてください．10年もの時間が，最期に至るまでの時期として存在するのです．

施設や在宅で看取りをするためには，「最期」とはいえないこの時期，つまり終末期より手前の時期の対応を決めておく必要があります．からだのもろさはあるものの，まだ寿命とはいえない

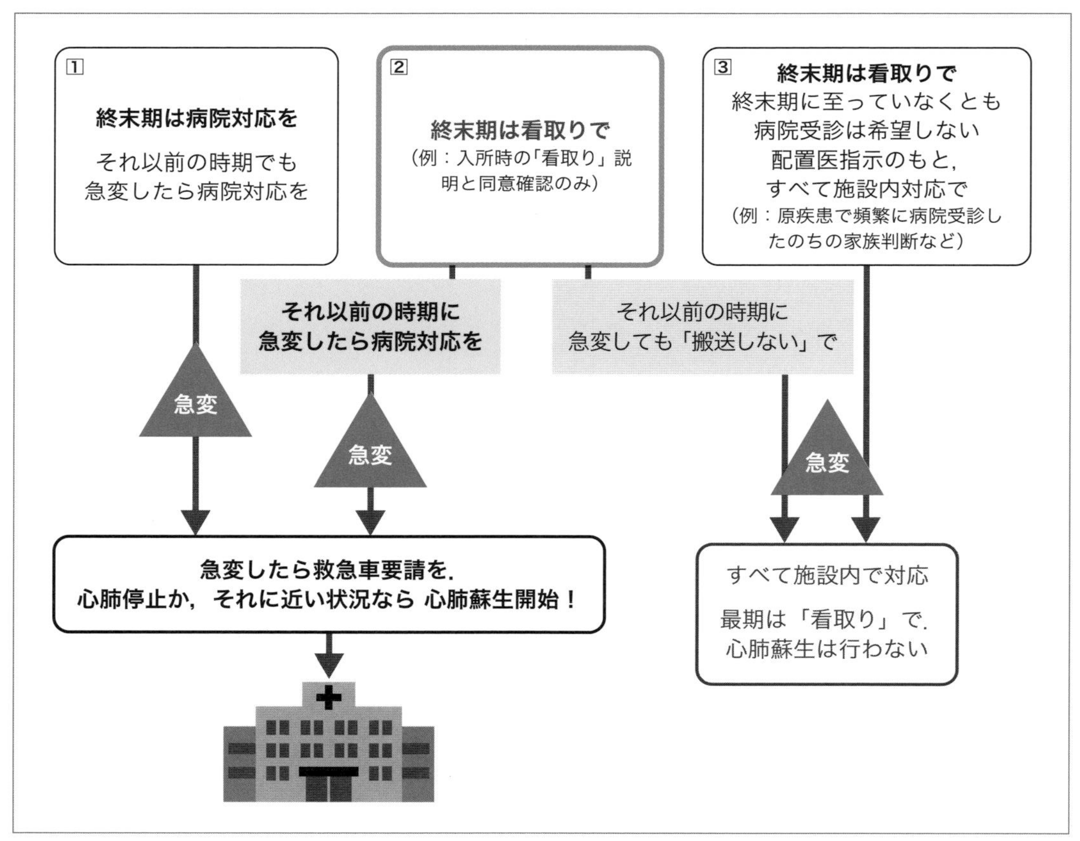


**図6** 急変時の対応フローチャート

時期に「急変」などいつもとちがう状態が起きたら，病院に送るのか，それとも送らないでよいのかといったことです．

そう書くと，急変したなら病院受診しかないはずと，多くの人は思うでしょう．事実，**図6**を元に説明すると，病院受診を希望される家族が大半です（2から左側に流れるプロセス）．ということは「看取り対応だから，急変しても受診しなくてよい」といった対応は，家族の意向に沿わない解釈であることがわかります．

ただ，なかには，最初から3のプロセスを選択する例もあります．急変しても病院に送ることなく，施設での対応を希望する人や家族です．進行がんや末期がんで緩和対応がすでにとられているケースや，複雑性尿路感染症や廃用症候群が基礎にあり，入院した病院の主治医から「もう使う薬はありません」などと告げられたようなケースが代表例です．

## 家族の意向に沿ったブレない姿勢が求められている

進行がんや末期がんというと，急性期型病院や往診医から麻薬（オピオイド）や在宅酸素療法など苦痛緩和への手が打たれているイメージがあります．むろんそうした例もあるのですが，施設や在宅ではひょんなことからみつかる進行がんが少なくありません．不正出血を調べてみたら大きな子宮がんだったり，血尿を調べてみたら進展した膀胱がんだったり……．

また定期健診で転移性肺がんがみつかることもあれば，貧血がこの1年のあいだに進んでいたため調べてみたら巨大な胃がんがあったりもします．

家族に連絡すると，「年齢が年齢なので，このまま施設（在宅）で」との結論に至ることも多く，受診した病院の担当医からも大半は同じことを告げられます．

積極的な治療をしないと判断する材料には「年齢」もあるはずですが，治療した場合がしない場合より「有益かどうか」が問われるはずです．たとえば黄疸を伴う胆管がんや，早晩通過障害が懸念されるサイズの大腸がんでは，放置した場合のリスクが高いため当面のリスクを回避する手が打たれます．それは対応しないことにより予想される不利益が大きいからにほかなりません．

ともあれ，多くの家族は「もだえ苦しむ苦痛は取り除いてほしいが，それ以外は積極的な医療をしないでほしい」と希望し，「施設内での対応と決まった以上，病院に搬送しないでほしい」と願っています．そうであれば，ケアするスタッフには「異常がみられても病院に行かない」勇気が要ります．これは慣れるまで，かなりの時間を要します．健常者には「異常があっても放置する」といった概念がないためです．

心肺停止状態に出くわしたときも同じです．病院受診も救急搬送もしないと決められているのであれば心肺蘇生をせず，成り行きを見守る姿勢が求められます．

「最期」とはいえない時期，つまり，終末期より手前の状態で「いつもとちがう」状態が起きたら病院に送るのか，それとも送らないでよいのかの対応をしっかり決めておくことの目的は，方向にブレを生じさせない点にあります．

## 終末期に移行しつつある人をどう拾い上げるか

何か原因があって体調を崩した高齢者は，そのまま放置されることで急速に死へと向かいます．その結果亡くなったのであれば，広義の加齢現象として許されるでしょう．

しかし施設でも在宅でも，医師や看護師が定期的に対応している場合は，よほどの理由がない限り体調を崩した高齢者を立て直そうと努力します．医療が介入することで体調が立ち直るのであれば，努力は評価されるはずです．

これまで本書で「いつもとちがう」状態を早くみつけ，次に何をするかについて，こと細かにふれてきた理由のひとつは，早期発見・早期対応すれば状態が立ち直っていく可能性があるからです．また，「自然で枯れていくような最期」は，繰り返し立ち直っていく姿の末に静かに訪れることを経験してきたからです．

それなら「高齢者が立て直せる時期にあるのか，それとも終末期にあるかの判断は本当に可能か？」と問われるでしょうか．結論をいえば判断は難しいとしかいえません．ヒトの体はそれほど単純ではないためです．

タイミングを的確にみつける指標があるとすれば，体重の変化と摂食時間でしょうか．

体重の減りかたが先月や先々月より目立ってきたり，BMI（body mass index）が 15 を割り込んだりしてきたとき，あるいは摂食時間なら，それまで10分前後だった昼食時間が30分も40分もかかるようになったのであれば，終末期に移行しつつあるとみてもよいでしょう．

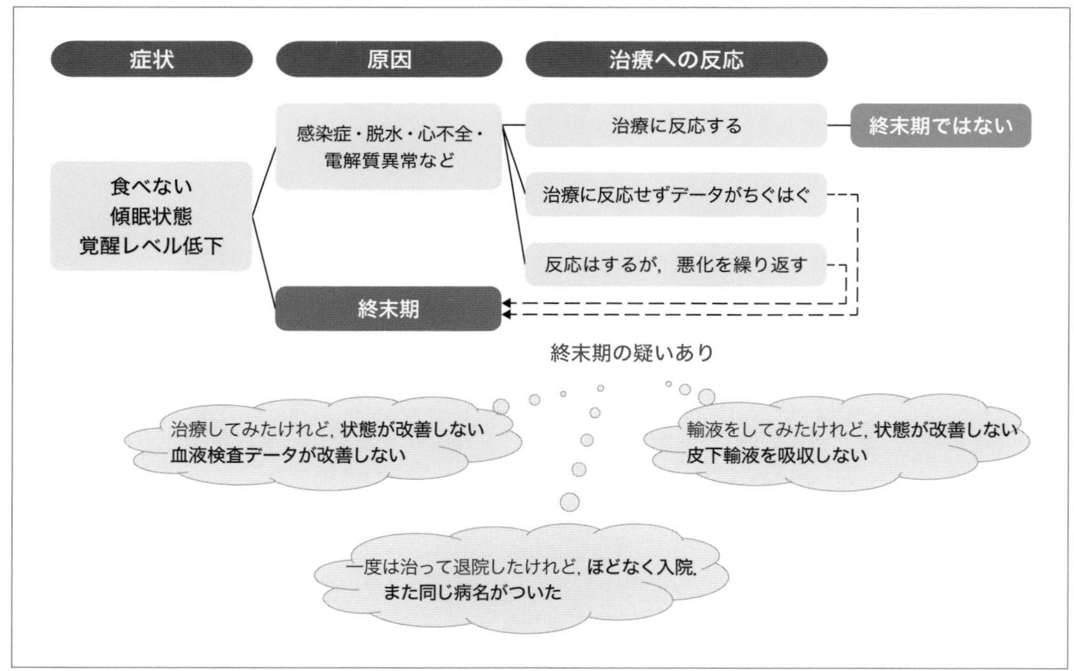


図7 「終末期か，それ以前か」の分岐点の見極め
「この状態であれば終末期ですね」といった積極的判断は難しい．しかし，体重の変化や摂食時間，治療への反応などから「終末期に移行しつつあるかどうか」をある程度は見極められる．

むろん第3章の「食べない」の項目でふれたとおり，感染症や心不全，電解質異常などのチェックは必要です．これらが原因で食べることが阻害されている可能性があるからです（図7）．

けれども，心不全や腎不全，電解質異常が確認されても，あらゆる薬剤に反応せず治療困難であることがあります．また，ひとつの病態は良くなるが，他の病態がかえって悪化する例もあります．原因は，押されたゴムまりが元に戻ろうとする力にも似た「生命体の恒常性」に問題があるのでしょう．

「一般に認められている医学的知見に基づき，回復の見込みがない」といった終末期に用いられる表現は，「恒常性（ホメオスタシス：正常維持能力）が破綻し，回復の見込みがない」と書き換えることが可能だと筆者は解釈しています．さらに，いったんは良くなったものの，ふたたび同じ状態になる反復性も，正常維持能力を欠いている要素として重視しています．これらの場合は，終末期に移行しつつあると解釈してよいはずです（図7）．

## 終末期にみられる症状・所見・時間的変化

終末期に移行しつつある状態かをどこでどう判断するかについては，**表1**を参考に総合判断してみてください．

早期発見をして手を打つか，それとも見守るかを決めなければならない以上，なんらかの行動をするしかないのです．仕掛けてみたが一向に反応しなかったり，口を真一文字に閉じて一切のものを受けつけないようなときは，生理的反応も生理的欲求も確認することができません．点滴で水分を与えても吸収されず皮下にとどまり，痩せが進んでいるにもかかわらず水分さえ受けつけないようなら，もはや立て直せない状態と判断するしかないのではないでしょうか．

終末期にみられる症状や所見は，座学による教育と，実際に目視したりバイタルサインをとったり，じかに触れて感ずる行為を通して個々に会得していく必要があります．具体的な変化については，**表1**のような所見がよくみられます．

**表1** 死が近づいている患者でよくみられる所見

| | 全体的に |
|---|---|
| 1 | 顔色が悪い．土色（つちいろ），蒼白など．顔の相が変わる． |
| 2 | 傾眠．一日中，うつらうつら寝ている．全体としての反応性低下． |
| 3 | 呼びかけに対する反応性が低下または「ない」．衰弱→終始寝たきりで全介助を要する． |
| | **摂食状況** |
| 4 | 食事，飲水の減少．摂食する時間が長くなる． |
| 5 | 食物や薬を口に入れても，飲み込もうとせず拒否する． |
| | **観察所見** |
| 6 | 脈の緊張が弱くなり，確認が難しくなっている．血圧が低下してくる． |
| 7 | 手足が冷たくなる．チアノーゼ（皮膚の紫色）が認められる． |
| 8 | 唾液や分泌物が咽頭や喉頭に貯留し，呼気時ゴロゴロと不快な喘鳴がみられる． |
| 9 | 身の置き所がないかのように，手足や顔をバタバタさせることがある． |
| 10 | 体温の低下もしくは冷や汗など，自律神経系のアンバランス所見がみられる． |

**表 1** のような所見は時々刻々変化することが一般的ですが，大局的にみればグライダーが着地するイメージがあります．落ちてきているがまだ余裕がある段階から，かなり落ちてきた状態を経て，いよいよ接地する時期に入ります．

ターミナル・ケアでは，終末期にみられる時間的推移を以下のように便宜的に前期，中期，後期，死亡直前期と分けて説明しています（**表 2**）．

**表2** ターミナル・ケアの段階

| ターミナル前期 |
|---|
| 病状変化が「月」単位と考えられる時期です．苦痛が緩和されていれば，日常生活動作（ADL）はかなり安定しています．予測されるADLの変化に備え，身辺整理，看取りの場の確認をする時期でもあります． |
| **ターミナル中期** |
| 病状の変化が「週」単位と考えられる時期です．ADLの自立度が急速に低下することもよくあります．<br>病状悪化による精神的苦痛，家族の予期的な悲嘆，介護疲れなどへの配慮が必要とされる時期です． |
| **ターミナル後期** |
| 病状や所見が「日」単位で変化する時期です．臥床が多くなり，症状の緩和と，安楽な体位の工夫が優先されます．終末時の救命蘇生術をしないこと，看取りの場，死亡時の緊急連絡先などの再確認が必要とされる時期です． |
| **死亡直前期** |
| 状態が「時間」単位で変化する時期です．意識が清明ではないことが大半です．状況に応じて呼吸困難・喘鳴への対応をし，非言語的コミュニケーションを重視するとともに，家族への死亡直前の症状説明が必要になります．また，本人や家族にとって悔いのない時間になるよう配慮し，死亡時および死亡後の確認と準備を最終的に再確認する時期でもあります． |

## 看取り対応の手順

終末期の症状や所見が確認されるようになったら，看取り体制に入ったことを医師が「宣言」します（看取り宣言）．宣言する目的は，原則として病院受診や救急搬送は「ない」ことを，家族もスタッフも自覚する点にあります．

「原則として」というからには例外があり得ます．悲しいことですが施設でも在宅でも事件としての死がときどきニュースになるからです．寝返りが打てない人がうつ伏せになって心肺停止状態で確認されたときや，みたことのない傷跡や打撲痕があったとすれば，事件性を否定しておく必要が出てきます（司法解剖）．

一方，担当医から「死因が特定できない」「なぜ亡くなったのか理由がわからない」などと告げられたときも，解剖によって死因を明らかにする必要があります（承諾または行政解剖）．

**表 1** で示した状態は「いつもとちがう」急変ではなく，死へのプロセスでみられる態度や行為，所見であることを再度説明します．説明の場では，**表 3** にある対応をするかしないかをチェックしてもらいます．本人に最後まで可能な限り人間らしく暮らしていただくため，また，今後生じてくる可能性のある「苦痛」に対してどう対応するかは家族によって意見が異なるため，さま

表3 終末期対応の実際

| 対応 | 状態／状況 | 対応を実施する*／しない |
|---|---|---|
| 苦痛緩和 | 条件）覚醒の時間帯あり　苦痛の訴えがある<br>（常時，傾眠の状態にはない）<br>☞ ☆ 状況判断と対応を医師に一任 （する・しない）<br>☞ ★ 状況を電話連絡してもらい指示（する・しない）<br>参考）脱水・絶食時の継続点滴<br>脱水・絶食時のお楽しみ摂食<br>感染症のときの抗菌薬注射<br>心肺に重症疾患がある人の酸素吸入 | 実施する／しない<br>（「実施する」ときは，さらに左記の☆または★を選択） |
| 救急蘇生 | 心停止/呼吸停止 | 実施しない |
| 栄養管理 | 経管栄養または中心静脈栄養 | 実施しない |
| アクシデントによらない変化→病院搬送 | 老衰，発熱，けいれん，意識混濁，誤嚥，喘鳴，おなかの張りなど | 実施しない |
| アクシデント発生→病院搬送 | 予想外のできごとによる急激な悪化<br>（搬送により治療できるかどうかは不明，死因の特定が目的） | 実施する／しない |

*：対応を「実施する」場合は，以下を確認すること（浜辺の診療所版）

1. 点滴する場合は，皮下輸液による．
2. 完全絶飲食の場合，原則として内服薬は投与しない．完全絶飲食か，お楽しみ程度の経口摂取を許容するかは，誤嚥のリスクを含めて話し合いにより決める．家族が単独で供食することは原則不可．供食により誤嚥が生ずる可能性を伝えるとともに，誤嚥性肺炎になっても病院受診しないことを確認しておく．
3. 抗菌薬の使用：体温上昇や脈拍数増加，発汗など感染症を疑わせる所見があり，尿検査などで感染症の存在が明らかになった場合．経口ドライシロップを用いるか，診療所管理にて注射をする．
4. 酸素吸入：心臓や肺に重症疾患があり，酸素吸入により緩和される場合．または $SpO_2$ が 91～90%（動脈血酸素分圧が 60Torr に相当）以下である場合．
   酸素は 1L/ 分を限度とする．高二酸化炭素血症を伴っている可能性もあるため，酸素吸入により呼吸状態が悪化し，呼吸停止に陥るリスクがあることを伝えていく．
5. 天災や，ベッドからの転落・滑落，あるいは服薬を中止したことにより新たな病態が発生した場合など，アクシデントによって病態変化が生じた場合にどうするかを事前に決めておく．

ざまな状況を想定して確認を行います．

一つひとつを決めるには「自分の最期ならどうしてほしいか」を想像してもらうとよいでしょう．表が埋まったら署名捺印をします．家族の代表と，説明に同席したスタッフ全員が署名捺印するわけです．

用紙が完成したらコピーをとり，家族とスタッフで方針を共有する一方，家族から申し出があった場合は方針変更が可能であることも伝えてください．

第5章

# 高齢者医療の未来

本書ではこれまで，「いつもとちがう」状態が確認されたときに，どのポイントで受診するかについての考え方やチェックポイントを示してきました．

しかし今後，受診した医療機関で「積極的治療は難しいです」と言われる機会が増えていくのではないかと筆者は考えています．寝たきりや著しい「痩せ」がみられる高齢者では，投与した薬が必ずしも効くとはいえず，治療に反応しない例さえ複数報告されるようになったからです．

「積極的な治療をしても，そのあとの状態を考えると勧められない」との判断が，治療の選択肢のひとつとしてこれまで以上に重視される方向になりつつあります．

## 高齢者の背景・病態に合わせた対応――肺炎の場合

かつて，日本呼吸器学会の肺炎診療ガイドラインは，成人市中肺炎（CAP），成人院内肺炎（HAP），医療・介護関連肺炎（NHCAP）[※1]の３つのガイドラインに分けて，それぞれ治療の方針を示していましたが，「成人肺炎診療ガイドライン 2017」（日本呼吸器学会）では，これら３つのガイドラインが１つにまとめられました．このガイドラインでは，高齢者に肺炎がみつかった場合，その人の原因菌や重症度を評価して，治療に入る前に「患者背景」が問われます．誤嚥性肺炎を反復していたり，がんなどの終末期や老衰の状態にあるかどうかが吟味されるのです．

たとえば，脳血管障害やパーキンソン病，認知症の進行例などでは，誤嚥性肺炎を繰り返すうちに体力や免疫力がずるずると落ち，さらに誤嚥が起きやすくなるといった悪循環に陥っているケースがあります．治療で一時的に状態が改善しても，また肺炎を起こすことで本人の人生を豊かにできず，かえって辛い時期をもたらすような例であるなら「緩和ケア」を主とする治療も検討されるとの方向性が示されました．

すなわち，肺炎があるなら即肺炎治療に入ろうといったこれまでの医療とは異なり，まず状態や背景を評価したのち，肺炎治療をしない選択肢もあり得るといった方向性が提示されたのです．

※1 Comment

**成人市中肺炎**⇒外来レベルでみられる肺炎
**成人院内肺炎**⇒入院後 48 時間以降に発症する肺炎
**医療・介護関連肺炎**⇒介護施設入所者や入退院を繰り返す患者，透析などで頻繁に通院治療を受ける患者に起こる肺炎

むろん，これらに該当したからには治療しないといった一方的な決定ではなく，必要な治療は行うべきとの姿勢が基本にあります．ですから決定には，厚労省から出されている「人生の最終段階における医療の決定プロセスに関するガイドライン」に則って，複数の医師や看護師などで構成されるチームが，本人や家族に十分な説明と合意をするよう指南されています．

## 高齢者の背景・病態に合わせた対応——糖尿病の場合

似た話は，糖尿病でもあります．2016年5月20日，日本糖尿病学会年次学術集会の場で，「高齢者糖尿病の血糖コントロール目標（HbA1c値）」が発表されました．

ここにも「高齢者では認知機能や基本的ADL（着衣，移動，入浴，排泄など），手段的ADL（買い物，食事の準備，服薬管理，金銭管理など），併存疾患なども考慮して治療目標を個別に設定する」といった，高齢者の背景ごとに対応を変える姿勢が明記されています．

具体的には，患者の特徴・健康状態を3つの群（カテゴリー）に分けて評価しています．

カテゴリーⅠは，認知機能正常かつADL自立している例です．

カテゴリーⅡは，軽度認知障害～軽度認知症，または手段的ADL低下があるものの基本的ADLは自立している例です．

カテゴリーⅢは，中等度以上の認知症，または基本的ADL低下，または多くの併存疾患や機能障害がある例です．

低血糖の予防のため，カテゴリーがⅡやⅢになっていくにつれ，血糖コントロール目標は「緩め」でも許されるとする方向性が示されています．とくに，エンドオブライフの状態では，低血糖や著しい高血糖を防止して，それに伴う脱水や急性合併症を予防する治療が優先されます．すなわち，よりQOL（quality of life；生活の質）を重視する視点が取り入れられたといえます．

このように，高齢者の治療方針では，より個別の背景や病態に合わせた判断が優先されるようになってきています．

高齢者の医療を考えるとき，これからは認知症やがんのみならず，寝たきりやコンプロマイズド・ホスト（易感染宿主），サルコペニアといった病態を理解して，高齢者にかかわる医療・介護スタッフが認識を共有している必要があるでしょう．

高齢者の病態を理解する上で必要な用語を2つ説明しましょう．ひとつは「コンプロマイズド・ホスト」であり，もうひとつは「サルコペニア」です．

## 高齢者は感染しやすく治りにくい

コンプロマイズド・ホストは邦語を「易感染宿主」といい，通常では感染しない弱毒菌に対して容易に感染し，症状や臓器障害が起こりやすい人をいいます．容易に感染する理由は免疫能の低下にあります．高齢者のほか，膠原病や後天性免疫不全症候群（AIDS）など免疫疾患のある人，白血病など血液疾患のある人，固形がんのある人などが該当します．

本来の力が10だとして，それが3や2になっているとき，わたしたちは「低下状態」といいますが，免疫能や自然治癒力は単なる数値として表示できません．免疫能や自然治癒力には「正しい方向を向いているか」が問われるからです[※2]．正しい方向を向いていなければ，どれほど力が大きくても効果は望めないのです．

免疫システムが正しい方向を向き，それ相応の大きさをもっているとき，免疫能や自然治癒力は「良好」と評価できます．向きか，大きさか，またはそのいずれもが正しくなく不十分であれば，免疫能や自然治癒力は「期待できない」と評価されます．

高齢者は，コンプロマイズド・ホストに該当するケースが少なくありません．

## 高齢者は痩せともろさが共存している

高齢者には「痩せ」や廃用症候群に伴い，筋肉の総量が落ちているケースもあり，医療分野では「サルコペニア」とよばれます．栄養状態不良の寝たきり高齢者が代表です．

80歳以上の高齢者では，その約半数がサルコペニアだとする報告もあります．栄養低下，タンパク代謝の低下，筋肉量の減少，転倒・転落・滑落，骨折，治癒遷延といった現象が根づいている病態がサルコペニアです．

また近年は，「フレイル」という病態も注目されるようになりました．筋力低下，体重減少，低栄養などサルコペニアと共通する要素に加え，認知機能を含む身体機能全般の低下や疲れやすさ，活動量の低下によって，社会生活を送ることが困難になってくる病態です．

もろさや虚弱を特徴とするフレイルは高齢者に根づきやすく，早期に発見された場合は予防可能とされる一方で，要介護に移行する可能性が高いと指摘されています．介護度が増して寝たきりの時間帯が増えると，基礎代謝量やエネルギー消費量が落ちてきます．すると，摂食量の低下が起きて低栄養状態が続くことによって，サルコペニアが助長されるようになります．その結果，骨のもろさが進んで容易に骨折するようになり，寝たきり状態に移行するといった「よくないサイクル」に陥るのです．

フレイルとサルコペニアは似ていますが，サルコペニアは基礎に筋肉量の減少があります．

一方のフレイルは，筋肉量の減少があってもなくてもよく，心臓や腎臓，脳など体内の諸臓器の機能低下が基礎にあります．筋肉量の減少によって運動機能も減少するわけですから，フレイルのほうが広い概念ですが，フレイルとサルコペニアを分けて考える必要はありません．両者は，本来なくてはならない要素が寝たきりによって失われていき，結果として自然治癒力を低下させる病態だからです．

**※2 Comment**

たとえば新型インフルエンザや新型コロナウイルス感染症（COVID-19）のときに話題になった用語にサイトカイン・ストームがある．免疫担当細胞同士の間で飛び交う細胞間連絡物質（サイトカイン）が，嵐（ストーム）のようにあちらこちらで氾濫している状態――それがサイトカイン・ストームである．
これらの新興ウイルス感染症で重症化する例では，免疫担当細胞がフル稼働し，宿主も免疫能や自然治癒力を備えているにもかかわらず，重症化して死亡する人が多数発生するといわれている．サイトカイン・ストームでは免疫能が無方向に分散し，集約されることはない．

## 解明されていない「老衰」の本態

医療関係者だけでなく，現代ニッポンに暮らす人たちが一様にたじろいでいるのは，老衰の先にある終末期への対応です．**図 1** にあるサイクルに入ってしまうと，人はなかなか抜け出せません．なぜだろうと，読者の方々は思われるでしょう．

けれども，これに応えられる老年医学の根拠（エビデンス）は希薄です．老年医学とよんでいい分野の歴史が浅いためです．それにはいくつかの理由があります．

これまでの長いあいだ「終末期医療」は，「悪性新生物（がんなど）の末期に対する医療」とほぼ同義にとらえられてきました．だからこそ疼痛緩和や苦痛緩和，またその人のニーズに沿った個別対応などが論じられてきたのです．

けれども，がんなど悪性新生物が死因の一部に過ぎない以上，がん以外の終末期も当然あるのです．2019（令和元）年の人口動態統計報告書（厚生労働省）によれば，死亡総数のうち，がんなどの悪性新生物が占める割合は 27.3 ％です．悪性新生物で亡くなる人は多数派でなく，3 割弱に過ぎません．

老衰によって，どういった変化がヒトに起きてくるのかは，これまでさほど論じられてきませんでした．病んだ状態を健常なレベルにまで回復させる方法論のひとつが医学ですから，手を尽

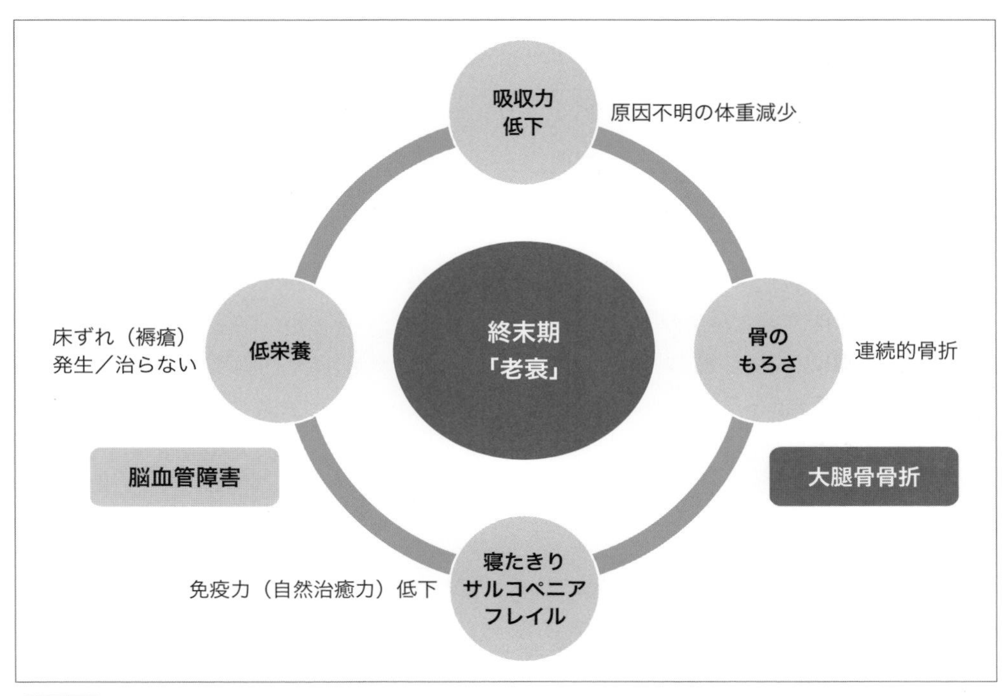


**図1　終末期（老衰）の像**
「枯れる」老衰では終末期の3年ほど前からこのサイクルに入り，1～3年かけてサイクルが進む．
脳血管障害や骨折は，このサイクルにスッと入る．

くしても健常なレベルにまで改善できない老衰は，医学の対象外だったのかもしれません．老衰は自然に起こる生理現象ですから，病的状態（病態）を対象とする医学のテーマになりにくかったものと想像されます．老衰はむしろ，正常なるメカニズムを扱う生理学のテーマなのでしょう．

たとえば『老衰死』（NHKスペシャル取材班 講談社 2016年）には，こんな文章があります．イギリスの老年精神医学者・マクルーリッヒ教授が，老衰についてふれている部分です．

*あくまで一例で，科学的根拠にはなりませんが，と言って控えめな発言ではあったものの，なるほどと思わせるエピソードであった．研究に加えて，臨床の現場に身を置く医師の言葉には，独特の説得力がある．そして付け加えてもうひとつ興味深い話を聞かせてくれた．*

*「自然に亡くなるときだけでなく，軽度の肺炎などで亡くなるときでも，苦痛はないと考えられています．イギリスでは，肺炎を説明する言葉のひとつとして，“老人の友達”という表現があります．肺炎で亡くなる高齢者は，眠るように穏やかな最期を迎えるからです．くり返しになりますが，こうした段階にある患者の脳は，老化にともなう慢性炎症（＝インフラメイジング）などによって機能低下しているため，痛みを感ずることはなくなっているのです」*

老衰の医学が置き去りにされてきた別の理由を，ここに見ることができます．最先端の医学でさえ，こうしたケースがあった，このようなケースもあるといった個別事例から推測するしかなく，老衰を語るには，これら経験の寄せ集めから読み解くしか手がないようです．

老衰の医学が置き去りにされてきた理由は，他にもあります．本来の老衰によって死亡する人が，近代までさほどいなかったからです．「いや，老衰なら昔からあったではないか」と言われるでしょうか．この点を明らかにするには，生命体の寿命について考えてみる必要があります．

## 人間は何歳まで生きられるのか

寿命をもつ生命体は，誕生に始まり，成長期，成熟期，生殖期，熟年期，初老期を経て晩年に至って死亡します．このプロセスを満たして死亡した場合が，本来の種としての寿命です（**図2**）．たとえばシロナガスクジラの平均寿命は100年で，マウスやラットの平均寿命は3年だというとき，自然界にみられる生命体の寿命は，おしなべてこの見方に沿っています．

日本の場合，平均寿命は年々延びています．世界1位になった，2位に落ちたなどのニュースが毎年のように話題になります．ところが**図3**にある「平均寿命推移（1891～2014年，日本）」をみると，現代のような安定したゆるい右肩上がりの平均寿命は，以前からみられていたわけではなかったことがわかります．

平均寿命は，第二次世界大戦の前と後とで，事情が大きく異なっています．しかも第二次世界大戦終戦直後の1947年は，男性の平均寿命が50歳，女性が54歳と，現代からみれば考えられないほど短かったのです．

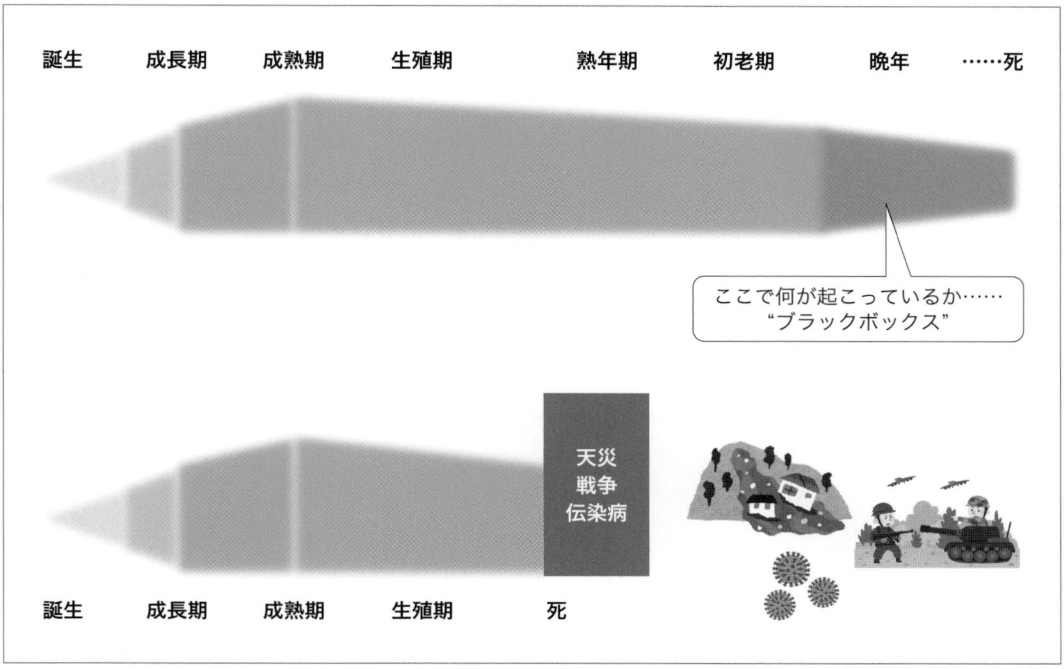

誕生　成長期　成熟期　生殖期　熟年期　初老期　晩年　……死

ここで何が起こっているか……
“ブラックボックス”

天災
戦争
伝染病

誕生　成長期　成熟期　生殖期　死

図2 生命体の寿命

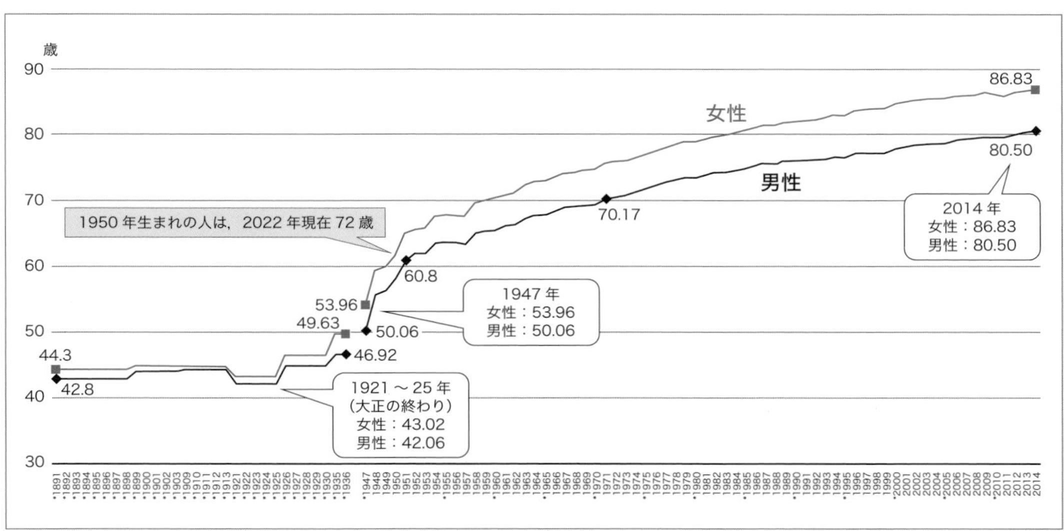


図3 平均寿命の推移

（観察期間：1891～2014年，厚生労働省：平成28年 簡易生命表の概要．2017．などをもとに作図）

註）簡易生命表は10月1日現在の推計人口と，死亡数や出生数については人口動態統計月報年計（概数）をもとに毎年作成される．1891年から1936年のデータでグラフが横ばいになっている部分は，公表されている数字が複数年の平均値であり，それらをそのまま作図していることによる．

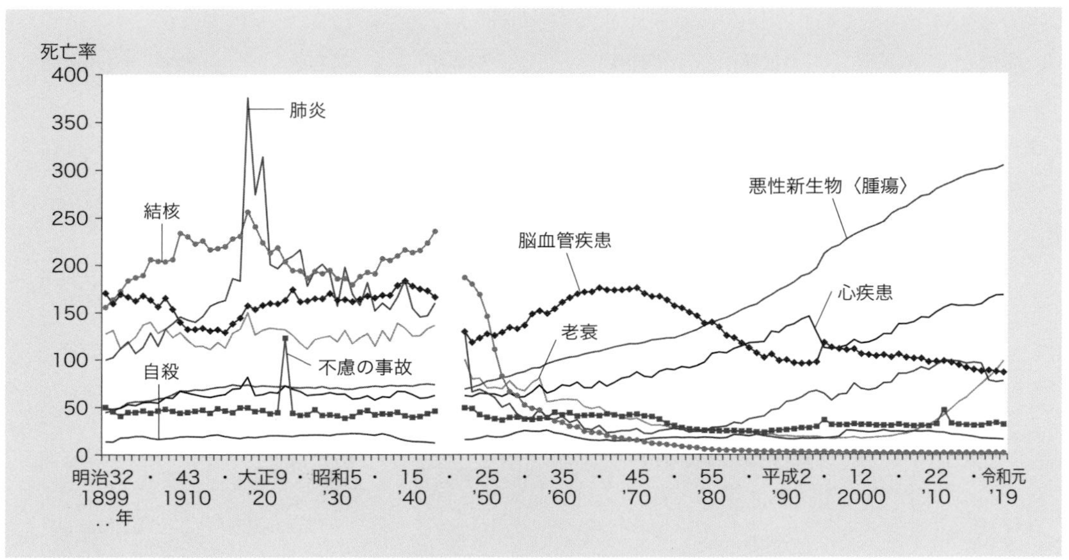


図4 主要死因別死亡率（人口10万人対）の年次推移（明治32年～令和元年）
（厚生労働省：令和元年 人口動態統計．2021．より）

昭和19～21年（1944～1946年）は戦災による資料不備のため，統計が得られていない．1994年の心疾患の減少は，新しい死亡診断書（死体検案書，1995年1月1日施行）における「死亡の原因欄には，疾患の終末期の状態としての心不全，呼吸不全等は書かないでください」という注意書きの事前周知の影響によるものと考えられる．

第二次世界大戦以前は，肺炎，結核といった感染症が主な死因でした（**図4**）．衛生環境の改善や，抗生物質など医薬品の開発とともに，検診やツベルクリン，BCGなど医療行政の成功が，感染症による死亡を大きく減らしていったのです．

その後平均寿命は，男性も女性も順次60歳になり，70歳になっていったわけですが，それでも多くのヒトが「種としての老衰」を経たのち亡くなっていったとは限りません．1950年代や1960年代には，老衰や本来の寿命を待たずして，生を終えたヒトがたくさんいたことが**図2～4**からわかります．

どれくらい長く生きられたかは，戦争や天災，さらに衛生環境といった社会的要素の影響を受けます．生命体としての平均寿命を論ずるのであれば，1947年以前は，ふさわしくない時代だったといえます．なぜなら，本来の寿命の理論値は遺伝子によって決まり，種によってほぼ一定しているからです．

そうなると，わたしたちは考えねばなりません．現代でさえ「種としての老衰」を経たのち亡くなっているヒトは，それでもまだ少ない可能性があるからです．

## 老衰の指標は病態評価で

筆者の経験でも1965（昭和40）年ごろ，認知症の人はほとんど見かけた記憶がありません．しかしそこから50年ほど経ったいま，認知症の人を見かける機会は増えています．究極的な老いを考えるとき，40年や50年といったスパンは，新しい病態や疾患が登場している可能性を考えておく必要があるでしょう．遺伝子的理論値としていわれることがある120年というヒトの寿命を考えたとき，わたしたちは老衰状態の一部しか知り得ていないことを自覚すべきです．老化現象の科学が盛んになりつつある今も，老衰にみられる現象学の詳細は，ブラックボックスのなかにとどまったままでいるのです．

現在いわれている老衰とは，ヒトがそこそこ長く生きられる時代にみられる「老いの現象」としての老衰に過ぎません．ホントウはもっと悲惨で，手がつけられない状態かもしれないし，逆に究極のもろさがあるのに，解放された世界に浸れている状態かもしれません．

先にふれた『老衰死』（NHKスペシャル取材班 講談社 2016年）では，苦痛のない終末期像について，マクルーリッヒ教授のことばで以下のように紹介されていました．

*「すべての人に当てはまるかどうかはわかりませんが，ほとんどの場合，痛みは伴わないと考えています．（中略） 痛みというのは，体が傷を負ったとき，治す必要があることを脳に伝えます．しかし，死の間際にいる患者の場合，そうした反応が起きません．この段階では，脳自体が正常な機能を果たすことができなくなっているからです．従って，臨終の過程そのものは，痛みを伴わないのです」*

老衰のために痛みを感じなくなっているのであれば，痛みを含んだあらゆる苦痛から解放された世界に移行している可能性を示唆する意見です．

ケアをしている人たちは，高齢者の今の状態がどの段階にあるかについてカンファレンスで意見をまとめておくとよいでしょう．年齢や既往歴は必須の指標ではありません．指標があるとすれば病態の評価です．痩せの指標であるBMI値と変化の度合い，免疫低下をもたらす疾患の現状と副症状，認知症の程度や進行具合，心機能低下や腎機能低下の有無，年間を通しての食べられなかったエピソード数，年間を通しての搬送・入院における総日数あたりだろうと考えます．

免疫能にハンディがあったり，栄養状態が悪かったり，がんがあったり，心機能や腎機能の低下がみられる高齢者は想像以上にもろく，とられた医療行為に対してまったく反応を示さないことがあります．入院日数がかさむだけで，ずるずると深みにはまっていく印象さえあります．そうした事情が，本章の冒頭でふれた対応方針をあと押ししたのでしょう．

いわば病態評価に応じたオーダーメイドの対応です．

ここでちょっとレンズを引いて，少し前の時代を振り返ってみることにします——．

## 終末期対応にも求められる「多様性」

かつて，「オーダーメイドの医療が必要かもしれない」との声が高まった時期がありました．ヒトの死として脳死を認めるか認めないかといった議論が盛んになった時期です．終末医療，臓器移植，脳死判定をめぐる問題を契機として，終末期の対応は個々に合わせたオーダーメイドが望ましいとする意見が出てきたとき，医療を提供してきた現場は混乱しました．問題の悩ましさにたじろいだのです．病を治す立場に長く立たされてきた医師たちは，オーダーメイドの対応について考えたことがなかったからでしょう．肝炎なら肝炎の，また脳梗塞なら脳梗塞として共通の治療法があっていいはずだと筆者も考えていました．病に苦しんでいた人も，自分と同じ疾患に悩む人たちと同じ治療を受けたところで，不思議に思わなかったのではないでしょうか．

日本の医学は，西洋医学をもとに発展してきました．自然科学の一分野である西洋医学は普遍性を追求し，それに基づく対処法の研究がなされてきたのです．極論すれば，同一疾患にそれぞれ異なった治療が行われるのでは辻褄が合わないことになります．

そう考えれば，医療現場がたじろいだのも無理からぬことです．

ともあれオーダーメイドの対応とは多様性に沿う行為であり，多様性の肯定が原点にあります．一方，日に日に絶えず進歩することを日進月歩とよぶなら医学も医療も日進月歩ですが，進歩するためには後日の検証が欠かせません．基準値が年齢別に提唱される動きや，高齢者の背景によって目標値を変えることが許容される糖尿病対応の動きは，多様性の肯定であると同時に，のちの時代としての「いま」に行われた検証ともいえます．

ときに医学的追求の大幅な譲歩をせまられることがあるかもしれません．しかしそれは敗北でなく，むしろ進歩なのです．なぜなら数値だけを追いかけて立て直していった行為が，結果として終末期の QOL を粗悪にしていた可能性を指摘するエビデンスが，相次いで出てきたからです．

## 高齢者や病者の声に耳を傾けることの大切さ

自宅で看取った身内の例を紹介します．81 歳の女性は要介護 5．レビー小体型認知症のほか，がんの全身転移がありステージ 4 でした．2022 年 2 月に東京の病院からがん専門病院に転院し，方向性を決めるための入院をしたものの，せん妄と帰宅願望が強かったため二泊三日で退院となって在宅ケアに入りました．同年 3 月のことです．がん性胸膜炎によって増え続けた胸水で右肺は機能を止め，そのうち嚥下困難により摂食が一切できなくなったことから内服薬はすべて中止．痛み止めの経口オピオイド（医療用麻薬）は，貼付タイプと舌下錠に変更しました．脱水対応として点滴による水分補給を開始しましたが，在宅ケアに入って 3 カ月が過ぎたところでがん性悪液質が明らかになってきたので家族と話し合い，補液を中止しました．

ときおり身の置きどころがないようなしぐさはみられたものの，疼痛管理がなされていれば脱水症による苦痛はないようで，覚醒レベルも 3 桁（昏睡）に落ちることはありませんでした．摘便や浣腸をしなければ排便はなく，水分の一日摂取量も 300mL を切っていたある日，多量の排尿や排便があったあと，排せつはごく少量になりました．ほどなくして発語がみられなくなったため死期が近いと判断し，近親者や古くから交流のあった方への連絡を済ませました．駆けつけた親族や朋友，さらに教え子たちが最後の見舞いに訪れたときは軽くうなずいたり，うっすらとした笑みを浮かべたりしていました．一切の水分が絶たれて 72 時間が過ぎても状態が大きく変わることはなく，緩やかにソフトランディングするかたちで，補液を絶ってから 8 日目に永眠しました．

主治医であり家族の一員でもあったわたしは，家族とともに看取る行為を通して，最期の時間は医療的な介入を極力避け，なりゆきに任せた対応に切り替えてよかったと，いまでも思っています．そして貴重な時間を確保できたことの発端が彼女の帰宅願望にあった点を考えると，高齢者や病者の声に耳を傾けることの大切さをあらためて感じました．

終末期が近づくと，願いや希望がふと口からもれるときがあります．わたしも何度か耳にしました．覚えているのは，たとえばこんなことばでした．

カウンターに座ってお寿司を食べたい
もう一度森の空気を吸ってみたい
働いていた町を最後にひとめ見ておきたい
広い海を間近で見てみたい
施設で暮らしているけれど，もう一度家の布団で寝たい……

ぽろりと出た声に，ぜひ耳を傾けてみてください．
そうして，いまわたしたちにサポートできることはないか，考えてみましょう．

## 「前看取り期」をしっかり確保しよう

人間の最期について，知人や友人と話し合ったことがあります．いずれも施設で肉親を看取った経験がある方たちでした．脚本家の橋田壽賀子さんの安楽死論が話題になったあとであり，評論家の西部 邁さんや俳優の大杉 漣さんの死がニュースで流れた時期でした．

普段は死について話す機会がなくても，著名人や知識人の死や死生観を知った時，それまでの思いが堰を切ったように噴出することがあります．最期のあり方に対する是非論は割愛しますが，知人や友人たちが味わった思いだけは忘れてはいけないと感じました．味わった思いとは，施設での看取りの場で，「静かに見守ることができなかった．仕切られてしまったのがイヤだった」「わかったような物言いや態度に疲れた」「西欧世界の動向やプランニングの名のもとにコントロールされている感があった」などを体験したことでした——．

わたしたちは死に寄り添うことを遠ざけてしまい，もうひとつ，またひとつ手を打とうとします．「少しでも長く」と希望する家族の声や，「あきらめない」姿勢を盾に，正義めいた行動を示すことで，「老いの声」を隅に追いやっているのでしょうか．終末期に及んでも，医療や西欧思想が介入し過ぎているのかもしれません．

「看取り期に重要なことは何か」と訊かれることがあります．答えは意外に簡単で，見守りと苦痛緩和です．覚醒レベルが落ちて回復の見込みがないということは，恒常性がすでに破綻しており，永眠へとゆっくり傾いている状態です．「一般に認められている医学的知見に基づき，回復の見込みがないと医師が認めた場合」が看取り期であるなら，医療の出番はほとんどありません．老衰が進み，終末期に入った身体は，大半の医療行為に反応しないからです．

医療ができることは病を治すことでなく，傾いてしまった状態を恒常性が働く環境に押し戻してあげることだと，よくいわれます．治るか治らないかは医療の力によらず，自動修復能ともいうべきその人の恒常性に依存するといった考えであり，筆者も同感です．

ですから，医療にできることがあるとすれば，高齢者が家族と共有できる静かな環境を事前に整え，ご家族に提供することでしょう．事前であれば，恒常性は保たれています．実をいうと，「いつもとちがう高齢者をみたら，こうした点に注意しながら対応しましょう」といったノウハウを長々と記してきた一番の理由は，ここにありました．

入居者も家族も，さまざまなことを感じられる時期があります．これまで言えなかったことが言えたり，親や親族に対する愛おしさが増してくるのは，いうまでもなく看取りになる「前」の時期です．筆者は，この時間帯を「前看取り期」とよんでいます．その時期をきちんと確保するには，「一年前とちがってきた」など，定点観察が効果的です．

施設であれば，この「前看取り期」にご家族をよんで家族だけの時間を設けるとよいでしょう．コロナの時代になって，ご家族の面会が許されない時間が流れています．そのようなときはスタッフが寄り添って，漏れ出てくることばに耳を傾けてみてください．また，コロナがめでたく終焉したあとでも，晩年になれば歩んできた道を駆け引きなく語りたい老いびとがいることを，忘れないでください．その結果として，本来の寿命を迎えることができれば，天寿を全うしたといえるでしょう．

看取りの要諦は看取り期にあるのでなく，「前看取り期」にあることを肝に銘じて，医療者や介護者は黒子にまわる．黒子の要諦は，主役や脇役のじゃまをしないこと．求められた時にさっと介入し，あとはすっと引き下がる．

じゃまをしないために，また介入の跡を残さないためには，細心の配慮が求められます．

徹底したチームワークと自己完結力で，黒子や影法師のような存在になれれば理想です．

## 参考文献


- 酒見英太監修，上田剛士著：ジェネラリストのための内科診断リファレンス エビデンスに基づく究極の診断学をめざして．医学書院，2014.
- 宮城征四郎，徳田安春編：疾患を絞り込む・見抜く！　身体所見からの臨床診断．羊土社，2009.
- 上田剛士：高齢者診療で身体診察を強力な武器にするためのエビデンス．シーニュ，2014.
- NHK「無縁社会プロジェクト」取材班：無縁社会．文藝春秋，2010.

# 索引

## す



## せ



## そ



## た



## ち



## て

【著者略歴】

荒井千明（あらいちあき）

社会福祉法人湯河原福祉会 浜辺の診療所（神奈川県湯河原町）管理者
同法人 特別養護老人ホーム 心花春（多床室型）配置医
同法人 特別養護老人ホーム シーサイド湯河原（ユニット型）配置医

静岡県生まれ
新潟大学医学部医学科卒業．東京大学大学院医学系研究科修了．医学博士．
社会福祉法人同愛記念病院（東京都），東京大学医学部附属病院（東京都），
国立伊東温泉病院（静岡県 現伊東市民病院），湯河原厚生年金病院（神奈川県 現 JCHO 湯河原病院）などで呼吸器系内科医として勤務．
その後，在宅診療や老健施設長の立場から介護医療福祉事業に関わったあと現職．
労働衛生面では，心療内科の立場から自治体や企業のメンタルヘルス対策に取り組み，刊行物やビジネス誌のコラムによる啓蒙活動にも参加．
著書に『モダン・アレルギー』『医者の責任　患者の責任』（ともに集英社文庫），『社員が“うつ”になったとき』（NHK 出版生活人新書）などがある．
月刊『日経ビジネス』では「上司と部下のココロ学」を３年間担当した．

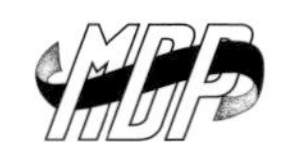

高齢者ケアのキーノート
いつもと違う高齢者をみたら　第３版
在宅・介護施設での判断と対応
ISBN978-4-263-23768-7

2016 年 10 月 5 日　第 1 版第 1 刷発行
2017 年 7 月 1 日　第 1 版第 3 刷発行
2018 年 10 月 5 日　第 2 版第 1 刷発行
2022 年 6 月 5 日　第 2 版第 5 刷発行
2023 年 3 月 10 日　第 3 版第 1 刷発行

著　者　荒　井　千　明
発行者　白　石　泰　夫
発行所　医歯薬出版株式会社
〒113-8612　東京都文京区本駒込 1-7-10
TEL.（03）5395-7618（編集）・7616（販売）
FAX.（03）5395-7609（編集）・8563（販売）
https://www.ishiyaku.co.jp/
郵便振替番号　00190-5-13816

乱丁，落丁の際はお取り替えいたします．
印刷・壮光舎印刷／製本・皆川製本所